Best of Pflege

Mit „Best of Pflege" zeichnet Springer die besten Masterarbeiten und Dissertationen aus dem Bereich Pflege aus. Inhalte aus den etablierten Bereichen der Pflegewissenschaft, Pflegepädagogik, Pflegemanagement oder aus neuen Studienfeldern wie Health Care oder Ambient Assisted Living finden hier eine geeignete Plattform. Die mit Bestnote ausgezeichneten Arbeiten wurden durch Gutachter empfohlen und behandeln aktuelle Themen rund um den Bereich Pflege. Die Reihe wendet sich an Praktiker und Wissenschaftler gleichermaßen und soll insbesondere auch Nachwuchswissenschaftlern Orientierung geben.

Weitere Bände in der Reihe http://www.springer.com/series/13848

Annalena Kersten

Musikinterventionen und Demenz

Wirkung und Einfluss im Setting Pflegeheim

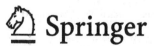

Annalena Kersten
Schwäbisch Gmünd, Deutschland

ISSN 2569-8605   ISSN 2569-8621   (electronic)
Best of Pflege
ISBN 978-3-658-26065-1   ISBN 978-3-658-26066-8   (eBook)
https://doi.org/10.1007/978-3-658-26066-8

Die Deutsche Nationalbibliothek verzeichnet diese Publikation in der Deutschen National-
bibliografie; detaillierte bibliografische Daten sind im Internet über http://dnb.d-nb.de abrufbar.

Springer ist ein Imprint der eingetragenen Gesellschaft Springer Fachmedien Wiesbaden GmbH
und ist ein Teil von Springer Nature
Die Anschrift der Gesellschaft ist: Abraham-Lincoln-Str. 46, 65189 Wiesbaden, Germany

Inhaltsverzeichnis

Abkürzungsverzeichnis

APA	American Psychiatric Association
BMG	Bundesministerium für Gesundheit
BPSD	Behavioral and Psychological Symptoms of Dementia
BZgA	Bundeszentrale für gesundheitliche Aufklärung
DAIzG	Deutsche Alzheimer Gesellschaft e.V.
DCM	Dementia Care Mapping
DEGAM	Deutsche Gesellschaft für Allgemeinmedizin und Familienmedizin
DESTATIS	Statistisches Bundesamt
DGN	Deutschen Gesellschaft für Neurologie
DGP	Deutsche Gesellschaft für Pflegewissenschaft e.V.
DGPPN	Deutschen Gesellschaft für Psychiatrie, Psychotherapie und Nervenheilkunde
DMTG	Deutsche Musiktherapeutische Gesellschaft
ICD	International Classification of Diseases
ICN	International Council of Nurses
LPersVO	Landespersonalverordnung des Landes Baden-Württemberg
MMST	Mini-Mental-Status-Test
TN	Teilnehmende/r
WHO	World Health Organisation
Z.	Zeile

Abbildungsverzeichnis

Abstract

Hintergrund: Die Prävalenz von an Demenz erkrankten Menschen in Pflegeheimen liegt derzeit bei fast 70 %, Tendenz steigend. Für die Politik, Gesellschaft und das Gesundheitssystem besteht die Herausforderung darin, den vielschichtigen Schwierigkeiten gerecht zu werden, welche die Krankheit mit sich bringt. Im Bereich der Gesundheitsversorgung demenzerkrankter Menschen stehen neben pharmakologischen mehr und mehr psychosoziale Interventionen im Vordergrund. Das vom Bundesministerium für Bildung und Forschung geförderte Verbundprojekt „NurMut – Musiksysteme zur Therapie und Aktivierung von Menschen mit Demenz" setzt im Bereich musikalischer Interventionen an, um mittels unterschiedlicher Musikinterventionen die Lebensqualität der dementiell erkrankten BewohnerInnen zu erhöhen. Die Masterarbeit trägt mit der Befragung von Pflegenden dazu bei, erste Aussagen zur Wirkung der Musikinterventionen auf PflegeheimbewohnerInnen zu treffen.

Methode: Mithilfe qualitativer ExpertInneninterviews werden Aspekte zur Wirkung der Musikinterventionen der PflegeheimbewohnerInnen, Beeinflussung der strukturellen und organisatorischen Rahmenbedingungen sowie hemmenden und fördernden Faktoren zur Umsetzung der Interventionen erhoben. Diese werden mittels der qualitativen Inhaltsanalyse nach Mayring ausgewertet und im Nachfolgenden bewertet.

Ergebnisse: Wesentliche Erkenntnisse zeigen sich zunächst im positiven Einfluss der Musikinterventionen. Die Steigerung der Lebensfreude, der Stimmung sowie eine kognitive, emotionale und körperliche Aktivierung der BewohnerInnen konnte festgestellt werden. Insbesondere biografieorientierte Musikinterventionen haben einen positiv aktivierenden sowie positiv beruhigenden Einfluss auf die BewohnerInnen. Zudem wirkten sich die Musikinterventionen strukturgebend auf die BewohnerInnen aus. Erstmals wird hier der Zusammenhang belegt: Die BewohnerInnen gewöhnten sich über den Zeitraum der Interventionen an die Angebote und erwarteten diese dann auch. Jedoch ergaben die Befragungen auch, dass sich die Interventionen in Abhängigkeit von der jeweiligen BewohnerInnenstruktur auch negativ aktivierend auf diese auswirken können, zudem wirkte sich ein Überangebot belastend aus. Strukturelle Rahmenbedingungen, etwa der Zugang zum Musikzimmer und die Handhabbarkeit verschiedener Angebote, können optimiert werden. Die Pflegenden stützten ihre Aussagen auf Beobachtungen im Alltag, dennoch zeigte sich für die Pflegenden die Schwierigkeit, Gefühle und Wahrnehmungen der BewohnerInnen einschätzen zu können.

Schlüsselbegriffe: Demenz, Musik, Wohlbefinden, Lebensqualität, Pflegeheim

Keine Kunst wirkt auf den Menschen so unmittelbar,
so tief wie die Musik,
eben weil keine Kunst uns das wahre Wesen der Welt
so tief und unmittelbar erkennen lässt.

-Arthur Schopenhauer-

1 Einleitung

1.1 Relevanz des Themas

Das öffentliche und fachliche Bild des Phänomens Demenz hat sich in den letzten Jahren vielschichtig geformt, was aufgrund der gesundheits- und sozialpolitischen Brisanz der sich abzeichnenden Versorgungsproblematik im Bereich des Krankheitsbildes Demenz als notwendig und zwingend beachtenswert erscheint. Weltweit wurden für das Jahr 2014 mehr als 46 Millionen Menschen erfasst, welche an Demenz erkrankt sind (Alzheimer's Disease International 2017). In Deutschland leiden 1,55 Millionen Menschen an der Erkrankung, Prognosen sagen eine Verdopplung der Rate bis ins Jahr 2060 voraus (Deutsches Zentrum für Altersfragen 2017). Die WHO macht seit Jahren auf den sich abzeichnenden Verlauf aufmerksam, im Jahre 2013 wurde in London ein G-8 Demenzgipfel durchgeführt, 2015 folgte die erste WHO-Ministerkonferenz dazu in Genf (Sutter et al. 2015, 3; Bundesministerium für Gesundheit 2015). Die Herausforderung für Politik, Gesellschaft und das Gesundheitssystem besteht darin, den vielschichtigen Schwierigkeiten gerecht zu werden, welche die Krankheit mit sich bringt. Der bislang unheilbare Verlauf der Erkrankung zeigt sich in der Ausprägung von Kognitionseinbußen, psychischen Symptomen und Verhaltensauffälligkeiten, emotionalen Störungen, Persönlichkeitsveränderungen, Störungen von Sprache und Kommunikation sowie Beeinträchtigungen der Alltagsfähigkeit infolge der kognitiven Einbußen (Falkai und Wittchen 2015, 340; WHO 1989). Aufgrund des oftmals schwerwiegenden Verlaufs der Erkrankung ist die Demenz der häufigste Grund für einen Umzug in ein Pflegeheim. Der Anteil der Pflegebedürftigen mit einer demenziellen Erkrankung, welche im Pflegeheim untergebracht werden, steigt damit kontinuierlich an (Werner 2014, 37). Hieraus ergibt sich eine enorme professionsspezifische Herausforderung, nicht nur für den medizinischen Sektor, sondern insbesondere auch für den Fachbereich der Pflegewissenschaften (Freiling 2011, 9). Als Berufsfeld, das hier in besonderem Maße mit den Auswirkungen des demografischen Wandels konfrontiert ist, sollte zunächst für den Bereich der Pflege die Entwicklung zukunftsorientierter Lösungsmöglichkeiten von

© Springer Fachmedien Wiesbaden GmbH, ein Teil von Springer Nature 2019
A. Kersten, *Musikinterventionen und Demenz*, Best of Pflege,
https://doi.org/10.1007/978-3-658-26066-8_1

besonderem Interesse sein. Gerade auch um die zunehmende Professionalisierung der Pflege zu unterstreichen, aber auch dem Personalmangel in stationären Settings entgegenzutreten, ist es hier die Aufgabe der Gesundheits- und Pflegewissenschaften, durch eine aktive Mitarbeit die eigene berufsspezifische Perspektive und die Optimierung und Ausgestaltung der vorhandenen Ressourcen und Betreuungsangebote für Menschen mit Demenz einfließen zu lassen (Lautenschläger 2015, 134). Hinzu kommt, dass sich bei Umzug des Pflegebedürftigen in ein Pflegeheim die Kosten im Gegensatz zur häuslichen Pflege vervierfachen. Es ist deshalb dringend angeraten, neben den medizinischen und psychologischen Therapieformen weitere Möglichkeiten und Wege zu finden, welche die pflegerischen Belastungen und Kostenexplosionen moderieren können (Bernatzky und Kreutz 2015, 91).

Im Bereich der Gesundheitsversorgung demenziell erkrankter Menschen standen lange Zeit pharmakologische Interventionen im Mittelpunkt (Bernatzky und Kreutz 2015, 9; Werner 2014, 47). In den letzten Jahren rückten jedoch mehr und mehr auch psychosoziale Interventionen in den Vordergrund (Fischer-Terworth und Probst 2012, 392). Individuell angepasste kognitiv-verhaltenstherapeutische Interventionen zeigen in allen Krankheitsstadien die stabilsten Langzeiteffekte bei der Erhaltung bestehender kognitiver Fähigkeiten, der Reduktion von Depressivität, Aggressivität, Agitation und demenztypischem pathologischem Verhalten (Logsdon et al. 2007, 31). Ferner können milieutherapeutische Ansätze, wie etwa die Musiktherapie, dem Erleben von Bedrohung dadurch begegnen, dass sie bemüht sind, die Komplexität des alltäglichen Umfelds für demenzerkrankte Menschen zu reduzieren und diese klar zu strukturieren (Muthesius 2010, 44). Jedoch ist nicht nur die Behandlung der einzelnen Symptomatiken gesondert zu betrachten, um demenzerkrankten Menschen ein Leben und Altern in Würde zu ermögliche. Vielmehr bedarf es aus einem den Menschen ganzheitlich zu betrachtenden Blickwinkel zu beleuchten, inwieweit die Lebensqualität und das Wohlbefinden des an Demenz erkrankten Menschen erhalten und gefördert werden kann (Kues 2010, 406).

Aufgrund des absehbaren Versorgungsproblems ist es unumgänglich, die vorhandenen medizinischen und paramedizinischen Ressourcen optimal auszuschöpfen. Somit steht die Relevanz der Evidenzbasierung psychosozialer Angebote im Demenzbereich außer Frage (Sutter et al. 2015, 3). In der von der deutschen Gesellschaft für Neurologie (DGN) und der Deutschen Gesellschaft für Psychiatrie, Psychotherapie und Nervenheilkunde (DGPPN) erarbeiteten Diagnose- und Behandlungsleitlinie für Demenz (S3-Leitlinie Demenz) werden innerhalb der psychosozialen Interventionen unterschiedliche Therapiemöglichkeiten aufgeführt. Diese stützen sich auf Recherchen der evidenzbasierten Studienlage (DGN und DGPPN 2016, 6). Neben kognitiven Verfahren, Ergotherapie und körperlichen Aktivitäten, wird innerhalb der künstlerischen Therapien die Musiktherapie empfohlen (DGN und DGPPN 2016, 90). Musik ist im Alter in all ihren Formen ein wichtiger Bestandteil des Alltags und ein zentraler Bezugspunkt im und zum Leben von alten und kranken Menschen (Müßgens und Finkmeyer 2011, 163). Die Wirkung von Musik insbesondere auf Menschen mit Demenz gewinnt in der therapeutischen Landschaft mehr und mehr an Bedeutung (Baird und Samson 2009, 85; McDermott et al. 2012, 781; Chang et al. 2015, 3425). Ihr Wirkungskreis umfasst eine Vielzahl von Aspekten; neben der Unterstützung der Orientierung, die Förderung des Sozialverhaltens, den Abbau von Ängsten, den Erhalt und die Förderung des Sprachverständnisses, aber auch die Verbesserung des Wohlbefindens (Presch et al 2011, 220). Jedoch zeigen neueste Untersuchungen auch, dass bei an Demenz erkrankten Menschen nicht nur der therapeutische Einsatz von Musik, sondern allein das Hören von Musik einen positiven Einfluss auf ihre Fähigkeiten hat und die Stimmung günstig beeinflussen kann (Särkämö et al. 2015, 646). Die Studienlage, welche sich hauptsächlich auf Studien aus dem angloamerikanischen Raum stützt, zeigt auf, dass es mit Musik im häuslichen Umfeld möglich ist, Problemverhalten zu reduzieren und damit auch die Arbeitsbelastung pflegender Angehöriger oder Pflege(fach)kräfte zu verringern (Shibazaki und Marshall 2017, 468; Ray und Fitzsimmons 2014, 9; Hanser et al. 2011, 2; Götell et al. 2009, 424). Über die generelle Wirkung des Einsatzes von Musik in Pflegeheimen existieren wenig Erkenntnisse. Die Musik wird oftmals nur zu bestimmten Zeiten oder über längere Zeiträume abgespielt und ist nicht auf die individuellen Bedürfnisse der BewohnerInnen angepasst- hierbei kann die Wirkung auf die Demenzerkrankten sowohl positiv als auch negativ beeinflusst werden, Differenzierungen sind bislang wenig erforscht (Arroyo-Anlló et al. 2013). Darüber hinaus gibt es noch sehr wenig evidenzbasierte Erkenntnisse allgemein über das Empfinden von Musik bei Menschen mit Demenz (Bernatzky und Kreutz 2015, 92; Clark und Warren 2015, 2123).

1.2 Das Projekt „Singendes, klingendes Pflegeheim"

Das Projekt „Singendes, klingendes Pflegeheim" (SKP) bildet eine Vorstudie des Verbundprojektes „NurMut- Musiksysteme zur Therapie und Aktivierung von Menschen mit Demenz". Dieses vom Bildungsministerium für Bildung und Forschung geförderte Projekt mit einer dreijährigen Laufzeit arbeitet mit acht Partnern aus der Wissenschaft, Industrie und Pflegepraxis an einem innovativen und interaktiven Musiksystem. Hierbei soll Musik als Kommunikationsmedium dienen, um demenzerkrankten Menschen dabei zu helfen, ihre Gefühle auszudrücken und den Alltag zu strukturieren. Ziel des Projektes ist es, mittels unterschiedlicher Musikinterventionen die Lebensqualität der dementiell erkrankten BewohnerInnen zu erhöhen. Dabei stehen die Reduktion von Agitiertheitsphasen, die Erhöhung der Mobilität und die Senkung der Belastung der Pflegenden im Vordergrund. Das Wohlfahrtswerk führt zusammen mit der Charité Berlin die Vorstudie „Singendes, klingendes Pflegeheim" durch. Diese geht der Fragestellung nach, wie Musik sinnvoll in den Pflegealltag integriert werden kann und wie Musik auf insbesondere demenziell erkrankte BewohnerInnen wirkt. Dabei werden Angebote geschaffen, die den Zugang zur Musik von Menschen mit Demenz erleichtern und die Möglichkeit zur Tagesstrukturierung geben sollen. Hierbei werden in insgesamt drei Einrichtungen, eine im Raum Stuttgart und zwei davon im Raum Berlin, unterschiedliche Musik-Komponenten implementiert. Dies umfasst zunächst Gruppenangebote, innerhalb welcher wöchentliche Singstunden angeboten werden, ein Tanzcafé etabliert wird und in denen Musiktherapien mit unterschiedlichen Medien wie beispielsweise Karaoke angeboten wird. Innerhalb der Einzelangebote wird ein individuelles Musikangebot mithilfe eines Abspielgerätes im BewohnerInnenzimmer eingerichtet. Hierbei wurde vorab mit den Angehörigen abgesprochen, welche Musik die BewohnerInnen früher und heute gerne gehört haben bzw. hören. Als dritte Komponente gibt es ein Musikzimmer, in welchem unterschiedliche Medien und Angebote verortet sind, hierzu zählen ein Retroradio, Musikkissen und Nackenkissen mit welchen Musikhören mittels integriertem MP3-Player oder via Smartphone möglich ist, eine Zauberharfe, Percussioninstrumente, eine Mütze und eine Armbanduhr mit integrierten Lautsprechern sowie ein DVD-Player mit welchem Musikfilme aus den 50er Jahren, Opern, Theaterstücke oder Musicals abgespielt werden können.

Das 14 Wochen umfassende Projekt „Singendes, klingendes Pflegeheim" arbeitet zur Ergebnisgenerierung mit unterschiedlichen Methoden (Mixed-Methods). Neben einem quantitativen Vorgehen, welches Fragebögen zu unterschiedlichen Zeitpunkten beinhaltet, wird ein speziell für an Demenz erkrankten Menschen entwickeltes Beobachtungsinstrument angewandt, welches das Wohlbefinden der BewohnerInnen einschätzt: Dementia Care Mapping (DCM). Darüber hinaus beinhaltet der qualitative Ansatz leitfadengestützte Interviews mit Pflegenden.

Der Projektpartner für die Durchführung des Projektes im Raum Stuttgart ist die Else-Heydlauf-Stiftung in Zuffenhausen. Das Pflegeheim mit 69 Pflegeplätzen bietet einen Wohnbereich speziell für Menschen mit Demenz an. Die Domus-Wohngruppe mit 16 Pflegeplätzen ist ein besonderes Wohnangebot für demenziell erkrankte Menschen, das dem höheren Betreuungs- und Sicherheitsbedarf körperlich mobiler und zugleich schwerst demenziell erkrankter Menschen Rechnung trägt (Wohlfahrtswerk 2016). Von den 16 in diesem Bereich betreuten BewohnerInnen konnten 10 BewohnerInnen in die Studie eingeschlossen werden. Hierbei handelt es sich um BewohnerInnen, bei welchen die Diagnose „Demenz" ärztlich festgestellt worden ist. Hierbei entfällt auf drei BewohnerInnen die Diagnose „Alzheimer-Demenz", bei einem/r Bewohner/In die Diagnose „vaskuläre Demenz", bei einem/r Bewohner/In die Diagnose „Demenz vom Mischtyp" und auf fünf BewohnerInnen die nicht näher ausdifferenzierte Diagnose „demenzielles Syndrom". Der Altersdurchschnitt der teilnehmenden BewohnerInnen liegt bei 83,1 Jahren. Der Schweregrad der Demenz wurde mithilfe des Mini-Mental-Status-Tests (MMST) nach Folstein (1975) eingeschätzt, welcher im klinischen Alltag zur Erstbeurteilung einer Demenz oder Verlaufskontrolle genutzt wird und bei welchem maximal 30 Punkte erreicht werden können (Sutter et al. 2015, 56; DGPPN und DGN 2016, 23). Er liegt durchschnittlich bei 6,8 Punkten, dies entspricht schwerer Demenz (vgl. auch Kapitel 2.1.2).

1.3 Forschungsfrage und Zielsetzung

Vor dem Hintergrund der Aktualität des Themas Demenz, der Komplexität des Krankheitsbildes und der vielfältigen spezifischen Herausforderungen an die an der

Versorgung beteiligten unterschiedlichen Akteure, aber auch hinsichtlich des Aspektes der Förderung und des Erhalts von Wohlbefinden und Lebensqualität, sowie
in Hinblick auf die Zielsetzung des Projektes „Singendes, klingendes Pflegeheim"
ergibt sich der Auftrag für die Masterarbeit, welche sich thematische mit dem Einfluss von Musikinterventionen auf PflegeheimbewohnerInnen speziell aus Sicht der
Pflegenden befasst. Diese Sicht ist insofern von besonderer Bedeutung, als dass
die Pflegenden die durch die Erkrankung verlorenen Fähigkeiten der Betroffenen
übernehmen müssen, dies betrifft insbesondere die Strukturierung und Gestaltung
des Alltags (Innes 2015, 154). Das Erkenntnisinteresse liegt hierbei in der Exploration von Aspekten zur Wirkung und Umsetzung von Musikinterventionen im Setting
stationäre Altenhilfe mit dem Schwerpunkt auf demenzerkrankte BewohnerInnen,
um damit einen Beitrag für das noch sehr dünne Forschungsfeld im deutschsprachigen Raum, insbesondere im Setting der stationären Altenhilfe, zu leisten. Die
qualitative Exploration empfiehlt sich umso eher, je weniger über ein Problem in
einem bestimmten Untersuchungsfeld bekannt ist (Oswald 2013, 195). Sie dient
dazu, die Problemlage kennenzulernen und adäquate Operationalisierungen für die
zu erhebenden Konzepte zu finden (ebd. 195). Zudem leistet sie eine sinnvolle Er-
kundung neuer und theoretisch noch wenig strukturierter Gegenstandsbereiche
(Hoffmann-Riem 1980 in Lamnek und Krell 2016, 95).

Für das vorliegende Forschungsvorhaben lautet die zentrale Fragestellung:

*Welchen Einfluss von Musik auf demenzerkrankte Pflegeheimbewohner nehmen
Pflegefachkräfte wahr?*

Daraus folgend ergeben sich präzisierend mehrere Unterfragen, welchen nachfolgend nachgegangen werden soll:

- *Wie macht sich der Einfluss von Musik auf demenzerkrankte PflegeheimbewohnerInnen aus Sicht der Pflegefachkräfte bemerkbar?*

- *Welches sind die (langfristige/kurzfristige) Auswirkungen des Musikangebots
  auf die demenzerkrankten BewohnerInnen und wie werden sie von Pflegefachkräften wahrgenommen?*

- *Inwieweit beeinflussen die Interventionen die strukturellen und organisatorischen Rahmenbedingungen der Station?*

- *Welche Faktoren werden als förderlich, welche als hemmend für die Umsetzung der Interventionen erlebt?*

Diese grundlegenden Fragestellungen geben dem Forschungsvorhaben seine Struktur. Die zu erreichenden Ziele sind gemäß des explorativen Charakters der Forschungsarbeit nah an der Fragestellung angesiedelt und sollen das Forschungsfeld ausweiten (Diekmann 2007, 444). Hierbei wird ausgehend vom subjektiven Erleben der Pflegenden untersucht, inwieweit sich die primäre Auswirkung des Mediums Musik auf Menschen mit Demenz darstellt. Ausgehend von den oben genannten Fragestellungen verfolgt diese Arbeit das Ziel, den Einfluss von Musik auf das Wohlbefinden demenzerkrankter BewohnerInnen aus Sicht der Pflegenden zunächst zu erfassen und darzustellen. Es soll erhoben und ausgeführt werden, welche Veränderungen durch Musik bei Menschen mit Demenz durch Pflegenden wahrgenommen werden. Zudem soll ermittelt werden, welche Faktoren als förderlich und welche als hinderlich für die Umsetzung der Intervention wirken. Darüber hinaus soll ermittelt werden, welche Aussagen sich in Bezug auf Rahmenbedingungen und Akzeptanz der Musikinterventionen ableiten lassen. Mithilfe dieser Erkenntnisse kann eine erste Einschätzung zur Wirkung der Musik und zum Nutzen der Interventionen abgeleitet werden.

Das Forschungsvorhaben im Rahmen dieser Forschungsarbeit gliedert sich in einen theoretischen und einen empirischen Teil. Ziel des theoretischen Teils ist zu überprüfen, welche wissenschaftlichen Erkenntnisse zu diesem Problembereich bereits national und international vorhanden sind. Dadurch soll ein Überblick über den zu untersuchenden Gegenstand gewonnen und Forschungsdesiderate aufgedeckt werden (Flick 2015, 252). Darüber hinaus sollen in diesem Teil der Arbeit Theorien, Konzepte und Modelle identifiziert werden, die zur Klärung der Forschungsfragen geeignet sind. Sie bilden den theoretischen Rahmen, auf welchem der gesamte empirische Teil der Arbeit aufbaut (Flick 2015, 259). Der empirische Teil dieser Arbeit zeigt zunächst, welche Erhebungs- und Auswertungsmethoden ausgewählt und entwickelt werden, mit deren Hilfe die Forschungsfrage sinnvoll beantwortet werden kann, um sodann die Erhebungsmethode und das Instrument im Forschungsfeld anzuwenden und die Ergebnisse der Erhebung auszuwerten und darzustellen. Dabei wird von der Annahme ausgegangen, dass Pflegefachkräfte aufgrund ihrer Ausbildung (Krankenpflegegesetz §3, Absatz 1 und Altenpflegegesetz §3, Absatz 1 und 2) und den darin verankerten Schwerpunkten mögliche Veränderungen bei den PflegeheimbewohnerInnen durch Musikinterventionen durch Beobachtung einschätzen können.

1.4 Literaturrecherche

Um die Vorgehensweise innerhalb der Literaturrecherche und den Stand der aktuellen wissenschaftlichen Forschungslage nachvollziehbar dazulegen, wird diese im Folgenden vorgestellt. Die Recherche erfolgte zum einen in Literaturdatenbanken, zum anderen im freien Internet. Die elektronische Suche umfasste die deutsch- und englischsprachigen Datenbanken Carelit, CINHAL, Springerlink, PsychInfo, Pubmed und Medline sowie die Suchmaschine Google Scholar. Zudem wurde die Literatur in der Hochschulbibliothek Esslingen und in der Württembergischen Landesbibliothek recherchiert. Gearbeitet wurde hierbei mit unterschiedlichen Schlagwörtern und Schlagwortkombinationen mithilfe der Booleschen Verknüpfung. Zur Verwendung kamen „Demenz", „Alzheimer", „Musik", Musiktherapie", „Pflegeheim", „Wohlbefinden", „Lebensqualität" und „Emotionen" sowie „dementia", „alzheimer's disease", „music", „music therapy", „nursing home", „wellbeing", „emotions" und „quality of life". Die Bezugswissenschaften waren neben der Pflegewissenschaft die Medizin, die Musikpsychologie, Neurophysiologie und kognitive Psychologie. Neben der Studienlage wurde Grundlagenliteratur, gerade auch in Hinblick auf das Krankheitsbild Demenz sowie die Musikerfassung und -verarbeitung genutzt. Kriterien für die Auswahl geeigneter Studien stellte zunächst der zeitliche Aspekt dar, die genutzten Studien sind innerhalb der letzten 10 Jahre veröffentlicht worden. Vereinzelt musste, besonders bei der Grundlagenliteratur, auch auf Werke älteren Veröffentlichungsdatums zurückgegriffen werden. Zudem wurde keine Prävalenz auf quantitative oder qualitative Studien gelegt, vielmehr ist die Auswahl anhand der methodischen Güte getroffen worden. Insgesamt lässt sich feststellen, dass die Studienlage sich hauptsächlich auf den Bereich der häuslichen Versorgung bezieht – zudem befassen sich die Studien zum größten Teil mit der Alzheimer-Demenz. Für den deutschsprachigen Raum stellt sich die Studienlage als sehr dürftig heraus, hervorzuheben ist an dieser Stelle zunächst eine Pilotstudie von Liesk, Hartogh und Kalbe (2015), welche darstellt, wie mithilfe unterschiedlicher Musikinterventionen Veränderungen auf die kognitiven Bereiche bei stationär versorgten Menschen mit Demenz beobachtet werden können. Eine weitere Studie für das stationäre Setting legen Fischer-Terworth und Probst (2012) vor. Diese stellen die Effekte von Musiktherapie als einer von verschiedenen Arten der psychologischen Gruppeninterventionenauf neuropsychiatrische Symptome und die Kommunikation bei Alzheimer-

Demenz vor. Von Interesse hierbei ist insbesondere, dass sich die Befragung neben den Demenzerkrankten auch an die Pflegekräfte richtet. Allgemeine Erkenntnisse zum Befinden von an Demenz erkrankten Personen konnten in einer Schweizer Pilotstudie von Presch et al. (2011) gewonnen werden und haben wesentlich zum Verständnis bezüglich des Verhaltens beigetragen. Sutter et al. (2015) legen in ihrer umfassenden Forschungsarbeit Ergebnisse für die evidenzbasierte Musiktherapie bei „behavioural and psychological Symptoms of Dementia" vor. Hier eingeschlossen ist ein umfassendes Review der internationalen einschlägigen Studienlage musiktherapeutischer Studien, welches für die weitere Literaturrecherche als sehr hilfreich empfunden wurde. Für den angloamerikanischen Raum kann die Studienlage als heterogen und vielfältig eingeschätzt werden. Jedoch fällt auch hier ins Auge, dass sich eine Vielzahl an Studien auf das häusliche Umfeld bezieht – ein weiterer Schwerpunkt liegt zudem auch auf der spezifischen Form der Alzheimer-Demenz und der Wirkung von Musiktherapie. Chang et al. (2015) liefern in ihrem Review wichtige Ergebnisse zur kognitiven und motorischen Aktivierung bei Musiktherapie und Demenzerkrankten. Dies kann durch Särkämö et al. (2015) bestätigt werden – die randomisiert-kontrollierte Studie belegt eine wesentliche Verbesserung der kognitiven Fähigkeiten und zeigt auf, dass die Kommunikation bei Menschen mit Demenz vielfach über die Emotionen abläuft. Sixsmith (2007) und Smith (2005) legen in ihren Studien den Schwerpunkt auf die Beeinflussung der Lebensqualität durch Musik bei Demenzerkrankten sowie die Entwicklung eines Instrumentes zu ihrer Messung. Dabei könne sie belegen, dass es zu einer Steigerung des subjektiven Empfindens der Lebensqualität Demenzerkrankter durch Musiktherapie kommen kann. Die Studie von Baird und Samson (2009) hat sich dahingehend als relevant gezeigt, als dass hier die grundlegenden Strukturen des Musikgedächtnisses bei Alzheimerpatienten dargestellt werden konnten. Insgesamt muss angemerkt werden, dass sich die Literaturrecherche zur Wirkung von Musikinterventionen allgemein in stationären Pflegeeinrichtungen als Herausforderung gezeigt hat – die Studienlage zeigt sich hier sehr spezifisch bezüglich des Krankheitsbildes mit dem Schwerpunkt auf Alzheimer-Demenz sowie auf die Art der Musikinterventionen, dem Singen, im speziellen. Zudem ist die Studienlage zur Beurteilung von Einflüssen der Musik auf demenzerkrankte PflegeheimbewohnerInnen aus der Sicht von Pflegenden sehr dünn.

1.5 Inhaltlicher Aufbau der Arbeit

Nachdem die Relevanz des Forschungsvorhabens in der Einleitung beschrieben wurde, folgte die Vorstellung des Projektes „singendes, klingendes Pflegeheim", welches den Rahmen und auch den Zugang zum Forschungsfeld bereitstellte. Die Fragestellungen sowie die Zielsetzung sind in Kapitel 1.3 aufgeführt, daran schließt sich das Vorgehen bei der Literaturrecherche an.

Im theoretischen Teil des Forschungsvorhabens stellt Kapitel 2.1 zunächst die Komplexität des Krankheitsbildes Demenz mit der Prävalenz und der Inzidenz für die stationäre Altenhilfe sowie der Definition, Symptomatiken und Formen der Demenz vor, um ein umfassendes Bild dieser Krankheit zu erhalten. Darauffolgend werden im Kapitel 2.2 neurophysiologische Grundlagen der Musikerfassung und -verarbeitung beim Menschen (mit Demenz) vorgestellt. Um ein einheitliches Grundverständnis für die im Projekt genutzten Musikinterventionen zu schaffen, wird in Kapitel 2.2.2 eine Ausdifferenzierung zwischen Musikinterventionen und Musiktherapie vorgenommen. Da Emotionen und biografische Aspekte in der Musikverarbeitung von Menschen mit Demenz einen wesentlichen Teil in der Forschung der Wirkweisen von Musik auf Demenz darstellen, wird darauf in Kapitel 2.2.3 eigegangen. Um zu verstehen, was Lebensqualität und Wohlbefinden für Demenzerkrankte bedeutet und wie diese eingeschätzt werden können, stellt das Kapitel 2.3 zunächst die Abgrenzung zwischen Wohlbefinden und Lebensqualität dar, um dann auf die Erfassung von Lebensqualität und Wohlbefinden speziell in Altenhilfeeinrichtungen einzugehen.

Im empirischen Teil begründet der wissenschaftstheoretische Diskurs zunächst die Wahl des qualitativen Forschungsdesigns, um dann auf die der Arbeit zugrundeliegenden Gütekriterien einzugehen. Im Kapitel 3.2 wird die Methoden der Datenerhebung ausführlich vorgestellt. Dies beinhaltet das Kapitel der Erhebungsmethode des leitfadengestützten Experteninterviews, innerhalb welchen die Spezifizierung und Definition für den Experten vorgenommen wird. Weiter wird dann in Kapitel 3.2.2 der Feldzugang und die Stichprobe beschrieben, um die Entwicklung des Interviewleitfadens sowie den Pretest in den darauffolgenden Kapiteln vorzustellen. Die Durchführung der Interviews zur Datenerhebung wird in Kapitel 3.2.5 dargestellt, die forschungsethischen Grundsätze, nach welchen im empirischen Teil zur Datengewinnung vorgegangen wurde, folgen im Kapitel 3.2.6. Auf die Methoden der Auswertung wird in Kapitel 3.3 eingegangen. Beginnend mit dem Vorgehen bei der Transkription folgt hierauf die Darstellung der qualitativen Inhaltsanalyse nach Mayring, nach welcher die Daten ausgewertet worden sind. Kapitel 3.3.3 stellt das Vorgehen bei der Datenauswertung explizit dar. Kapitel 4 beinhaltet die Darstellung der Ergebnisse mit den jeweiligen Kategorien. Die Diskussion der Ergebnisse anhand der Forschungsfragen wird in Kapitel 5 vorgenommen, daran schließt sich die Darstellung der Perspektiven und Limitationen an. Im Fazit, Kapitel 6, wird der Forschungsprozess anhand der zugrundeliegenden Gütekriterien reflektiert, um die Arbeit mit einer zusammenfassenden Betrachtung und einem Ausblick abzuschließen.

2 Theoretischer Rahmen

Das nachfolgende Kapitel beschreibt zunächst die Prävalenzen und Inzidenzen der Demenz in Altenpflegeeinrichtungen, um im Weiteren das Krankheitsbild Demenz in seiner Komplexität darzustellen. Um einen ersten Zugang zur Wahrnehmung von Musik bei Demenzerkrankten zu erhalten, zeigt Kapitel 2.2 neurophysiologische Grundlagen der Musikerfassung und Wahrnehmung auf, die Differenzierung zwischen Musikinterventionen und Therapie wird fortfolgend vorgenommen um daran anschließend auf Emotionen und biografische Aspekte in der Musikverarbeitung von Menschen mit Demenz einzugehen. Im Kapitel 2.3 wird dann eine Abgrenzung zwischen Lebensqualität und Wohlbefinden vorgenommen, um mit den Erfassungsmöglichkeiten dieser beiden Bereiche sowie einer kurzen Zusammenfassung das Kapitel 2 abzuschließen.

2.1 Das Krankheitsbild Demenz

2.1.1 Prävalenz und Inzidenz der Demenz in der stationären Altenhilfe

Gemeinsamen Schätzungen der Weltgesundheitsorganisation und Alzheimer's Disease International zufolge litten 2015 weltweit 46,8 Millionen Menschen an Demenz. Deutschland liegt unter allen Nationen nach der Gesamtzahl der Kranken auf dem fünften Platz (Deutsche Alzheimer Gesellschaft e.V. (DAlzG) 2016a). Die Prävalenz, welche die Häufigkeit einer Krankheit oder eines Symptoms in einer Bevölkerung zu einem bestimmten Zeitpunkt beschreibt, nimmt mit dem Alter deutlich zu, bei den 65-69-jährigen sind etwa 1,5% an Demenz erkrankt. Diese Zahl verdoppelt sich im Abstand von jeweils fünf Altersjahren und steigt bei den 90-jährigen und Älteren auf über 30% an (Bickel 2005 in Robert-Koch-Institut 2005, 11). Legt man europäische Prävalenzraten einer Schätzung der Krankenzahl zugrunde, so litten von den älteren Menschen in Deutschland zum Ende des Jahres 2014 knapp 1,4 Millionen an Demenzerkrankungen (DAlzG 2016a). Zwei Drittel aller Erkrankten haben bereits das 80. Lebensjahr erreicht und fast 70 % der Erkrankten sind Frauen

© Springer Fachmedien Wiesbaden GmbH, ein Teil von Springer Nature 2019
A. Kersten, *Musikinterventionen und Demenz*, Best of Pflege,
https://doi.org/10.1007/978-3-658-26066-8_2

(ebd.). Im mittleren und jüngeren Lebensalter sind Demenzen vergleichsweise sel-
tener. Die Einschätzung der Prävalenz vor Erreichen eines höheren Alters ist jedoch
aufgrund der wenigen Studien, in der auch jüngere Altersgruppen miteinbezogen
wurden, mit Unsicherheit behaftet. Es ist jedoch davon auszugehen, dass weniger
als 2% der Erkrankungen auf ein Alter von unter 65 Jahren fallen. Für Deutschland
wird davon ausgegangen, dass bei etwa 20.000 Menschen vor dem 65. Lebensjahr
eine Demenz auftritt, demnach sind ca. 20.000 Personen von früh beginnender Demenz betroffen (vgl. Bickel 2005 in RKI 2005, 13; DAlzG 2016b). Die Anzahl der im
Verlaufe eines Jahres neu erkrankten Menschen wird mit Inzidenz bezeichnet. Al-
lerdings haben Angaben zur Zahl der Neuerkrankungen noch nicht dieselbe Zuver-
lässigkeit wie Angaben zur Prävalenz. Jedoch wurden weltweit viele Studien durchgeführt, die eine hinreichend genaue Einschätzung erlauben (DAlzG 2016b). Das
jährliche Neuerkrankungsrisiko steigt von durchschnittlich 0,53% unter den 65 bis
69-jährigen bis auf über 12% unter den Höchstbetagten mit 90 Jahren und älter an.
Übertragen auf Deutschland ist somit pro Tag mit einer Zahl von mehr als 800 Neuerkrankungen und pro Jahr mit einer Gesamtzahl von rund 300.000 zu rechnen
(ebd.).

Von den im Sinne des Pflegeversicherungsgesetzes (SGB XI) 2,5 Millionen pflegebedürftigen Menschen in Deutschland leben gegenwärtig 27% in stationären Pflegeeinrichtungen und 73 % in Privathaushalten (DESTATIS 2017, 5). Von den rund
783 000 in Heimen betreuten Pflegebedürftigen, wiesen deutlich über zwei Drittel
eine erheblich eingeschränkte Alltagskompetenz auf. Diese liegt vor, wenn aufgrund
von demenzbedingten Fähigkeitsstörungen, geistigen Behinderungen oder psychischen Erkrankungen Menschen in ihrer Alltagskompetenz auf Dauer erheblich eingeschränkt sind (ebd., 32). Es ist mittlerweile gut belegt, dass Menschen mit Demenz, vorwiegend in Industrieländern, die Hauptrisikogruppe für einen Heimeintritt
bilden (Weyerer und Bickel 2007, 25). Wie keine andere Erkrankung mit ähnlich
hohem Verbreitungsgrad im Alter, führen Demenzen meist zu umfassenden Beeinträchtigungen, sodass eine Betreuung rund um die Uhr unabdingbar ist (Schäufele
et al. 2013, 200). Stationäre Pflegeeinrichtungen sind nach § 71 SGB XI selbst wirt-
schaftende Einrichtungen, in denen Pflegebedürftige unter der ständigen Verantwortung einer ausgebildeten Pflegefachkraft gepflegt werden und ganztägig (voll-
stationär) oder tagsüber oder nachts (teilstationär) untergebracht und gepflegt werden können (SGB XI, § 71). Eine repräsentative Studie aus dem Jahr 2005 gibt an,

dass in Pflegeheimen die Prävalenz von an Demenz erkrankten Menschen bei 53% lag (Hallauer et al. 2005, 7). Die für die letzten fünf Jahre bislang einzige für Deutschland vorliegende Studie zeigt, basierend auf einer bundesweiten Repräsentativstichprobe von Pflegeheimen, dass die Prävalenz von an Demenz erkrankten Menschen in Pflegeheimen im Jahr 2013 schon bei 68,6% lag (Schäufele et al. 2013, 202). Sie steigt mit zunehmendem Alter signifikant von 51,6% unter den unter 65-Jährigen auf 73,4% unter den über 85-Jährigen (ebd., 202). Für die Demenzschweregradgruppen (Definition folgt im nächsten Kapitel) zeigt sich dabei, dass die Mehrheit der BewohnerInnen (56,6%) eine schwere Demenz hat, 43,4% sind von einer leichten bis mittelschweren Demenz betroffen (ebd., 202). Diese Zahlen bestätigen sich in der Grundgesamtheit der auf dem teilnehmenden Wohnbereich lebenden BewohnerInnen sowie bei jenen, welche an der Studie „Singendes, klingendes Pflegeheim" teilnehmen (siehe Kapitel 1.2). An dieser Stelle ist deshalb insbesondere hervorzuheben, dass sich das gesamte Forschungsvorhaben und -ziel auf BewohnerInnen mit schwerer Demenz bezieht.

2.1.2 Definition, Symptomatik, Formen der Demenz in der stationären Altenhilfe

In Fachkreisen herrscht bei der Bezeichnung von Demenzerkrankungen bis heute zuweilen ein uneinheitlicher, der aktuellen medizinischen Terminologie nicht gerecht werdender Sprachgebrauch, in welchem Begriffe wie ‚Hirnorganisches Psychosyndrom', ‚Senile Demenz' oder ‚Altersdemenz' undifferenziert gebraucht werden (Fischer-Terworth 2013, 8). Sprachhistorisch ist der Begriff ‚Demenz' vom lateinischen Wort lateinischen „de-mens" ab und bedeutet übersetzt „weg vom Geist" bzw. „ohne Geist" (Grond 2009, 14). Da bei ‚Demenz' nicht von einer feste Krankheitsform an sich gesprochen werden kann, sondern sie lediglich eine Gruppe verschiedener Symptome beinhaltet, hat sich im medizinischen Sprachgebrauch ‚demenzielles Syndrom' manifestiert (Werner 2014, 37). Das Demenzsyndrom kennzeichnet primär einen über die Altersspanne hinausgehenden, multiplen pathologischen Abbau kognitiver Leistungen, eine Verschlechterung des allgemeinen Leistungsniveaus sowie emotionale und motivationale Veränderungen (Sutter et al.

2015, 5). Zur Diagnose einer Demenz müssen zunächst die allgemeinen Diagnose-
kriterien einer Demenz nach den einschlägigen Diagnosemanualen der Internationalen statistischen Klassifikation der Krankheiten und verwandter Gesundheitsprob-
leme (International Classification of Diseases-ICD) der Weltgesundheitsorganisation (WHO) oder des Diagnostischen und Statistischen Manuals psychischer Störungen (DSM) der American Psychiatric Association (APA) erfüllt sein (Martin und
Schelling 2005, 14). Die Weltgesundheitsorganisation (WHO) definiert Demenz fol-
gendermaßen, wobei für die Diagnose einer Demenz die Symptome nach ICD-10
über mindestens sechs Monate Bestand haben müssen (DGPPN und DGN 2016,
11):

„Demenz ist ein Syndrom als Folge einer meist chronischen oder fortschreitenden
Krankheit des Gehirns mit Störung vieler höherer kortikaler Funktionen, einschließlich Gedächtnis, Denken, Orientierung, Auffassung, Rechnen, Lernfähigkeit, Sprache, Sprechen und Urteilsvermögen im Sinne der Fähigkeit zur Entscheidung"
(WHO 1980 in DGPPN und DGN 2016, 11).

Diese kognitiven Beeinträchtigungen werden hierbei von Veränderungen der emotionalen Kontrolle, des Sozialverhaltens oder der Motivation begleitet, diese können
gelegentlich auch schon eher auftreten, die Sinne (Sinnesorgane, Wahrnehmung)
funktionieren im für die Person üblichen Rahmen (ebd., 11).

Die American Psychiatric Association (APA) geht stärker auf Einzelmerkmale ein
und beschreibt in ihrem diagnostischen und statistischen Handbuch psychischer
Störungen (DSM-IV), dass eine Demenz diagnostiziert wird, wenn mehrere kognitive Defizite vorliegen, die sich in Gedächtnisbeeinträchtigungen zeigen, sowie zusätzlich das Auftreten mindestens einer der folgenden Störungen:

-       Aphasie (Störung der Sprache)

-       Apraxie (beeinträchtigte Fähigkeit, motorische Aktivitäten auszuführen)

-       Agnosie   (Unfähigkeit,   Gegenstände   zu   identifizieren   bzw.
        wiederzuerkennen)

-       Störungen der Exekutivfunktionen (Planen, Organisieren, Einhalten einer
        Reihenfolge)

(DSM-IV in Falkai und Wittchen 2015, 340)

Sowohl die Definition der WHO sowie die der APA setzen als Kriterium für die Diagnose einer Demenz Bewusstseinsklarheit voraus.

Zudem findet sich im Symptombild aller dementieller Erkrankungen eine Reihe nicht-kognitiver Symptome, welche in der klinischen Terminologie als neuropsychiatrische Symptome bzw. im angloamerikanischen Raum häufig als ‚Behavioral and Psychological Symptoms of Dementia' (BPSD) bezeichnet werden (Sutter et al. 2015, 7; Fischer-Terworth 2013, 20), siehe Abbildung 1. Sie verursachen oftmals mehr Leidensdruck als das Nachlassen kognitiver Fähigkeiten und wirken sich negativ auf den Krankheitsverlauf und die Lebensqualität von Erkrankten aus (Knorr et al. 2007, 172).

Abbildung 1: Neuropsychiatrische Symptome einer Demenz

Psychopathologische Symptome	
Depressive Symptome affektive Störungen	Depressive Episoden, Reizbarkeit, Dysphorie, Affektverflachung, Starre, plötzliches Weinen oder Lachen, pathologische Euphorie, Enthemmung
Angstsymptome	Krankheitsbedingte phobische Ängste: Versagen, Abgeschoben- Werden, Stürze, Sich- Blamieren, generalisierte Ängste um Finanzen, Angehörige, Gesundheit und Zukunft, Panikattacken, Trennungsängste, Zwangssymptome, posttraumatische Ängste
Psychotische Symptome	Wahnvorstellungen, Halluzinationen, Sinnestäuschungen
Wesens- und Persönlichkeitsveränderungen	Verstärkung ursprünglicher Wesenszüge oder Veränderung bzw. Umschlagen ins Gegenteil
Verhaltensbezogene Symptome	
Agitation und Aggressivität	psychomotorische Unruhe, Laufdrang, Fehlhandlungen, Stereotypien, verbale und tätliche Aggressivität, Selbstverletzung
Apathie	Antriebs- und Motivationslosigkeit, Müdigkeit, Starre
Störungen des Schlaf- Wach- Rhythmus	Tag- Nacht- Umkehr, nächtliche Agitation, Apathie tagsüber, Sun- Downing- Phänomen: Agitation nachmittags
Pathologisches Essverhalten	Nahrungsverweigerung, Appetitlosigkeit, Heißhunger, Schluckstörungen, veränderte Präferenz von Speisen

(Fischer-Terworth 2013, 28)

Der Verlauf der Krankheit wird mit den allgemeinen Kriterien für den Schweregrad einer Demenz beschrieben. Hierbei wird bei allen Demenzen nach ICD-10 und DMS-IV zwischen drei Krankheitsstadien unterschieden, welche mittels unterschiedlicher, evidenzbasierter Verfahren festgestellt werden (Deutsche Gesellschaft für Allgemeinmedizin und Familienmedizin (DEGAM) 2008, 10; Werner 2014, 39; DGPPN und DGN 2016, 25). Es kann an dieser Stelle nicht umfassend auf alle möglichen Diagnosearten eingegangen werden, die Darstellung bezieht sich auf die in Deutschland gängigsten. Neben der Anamnese zu Verhaltens- und Persönlichkeitsveränderungen, Medikamenten- und Alkoholkonsum sowie Depression und Begleiterkrankungen erfolgt eine körperliche Untersuchung und der Einsatz bildgebender Verfahren (DEGAM 2008, 18). Zudem werden psychometrische Testverfahren angewandt. Zur Basisdiagnostik und Grobquantifizierung kognitiver Defizite wird unter anderem der Mini-Mental-Status-Test (MMST) nach Folstein (1975) eingesetzt.

Nach der Einteilung im ICD-10 wird zwischen einer leichten, mittleren und schweren Demenz unterschieden. Das Stadium der *leichten Demenz* ist zumeist gekennzeichnet durch Schwierigkeiten beim Lernen, zunehmenden Einbußen im Kurzzeitgedächtnis sowie durch Probleme bei der Organisation komplexer Aufgaben, wobei die Fähigkeit zum selbständigen Lernen meistens noch erhalten bleibt und eine selbständige Lebensführung zwar eingeschränkt ist, aber ein unabhängiges Leben noch möglich ist. Der MMST-Wert liegt hier zwischen 24 und 21 (Sutter et al. 2015, 5-6; Fischer-Terworth 2013, 29; DEGAM 2008, 18). Bei einer *mittleren Demenz* sind die Betroffenen mit schweren Defiziten des Kurzeitgedächtnisses und der Handlungsplanungen nicht mehr imstande, ein weitgehend unabhängiges Leben zu führe. Einfache und gewohnte Leistungen können jedoch teilweise noch immer erbracht werden. Das Langzeitgedächtnis ist zunehmend beeinträchtigt, Orientierungsstörungen verstärken sich und es kommt zu einer Zunahme der neuropsychiatrischen Symptome. Ein unabhängiges Leben ist nicht mehr möglich, die Betroffenen sind auf fremde Hilfe angewiesen, die selbständige Lebensführung ist dennoch teilweise möglich. Der MMST-Wert liegt hier zwischen 20 und 11 (Sutter et al. 2015, 6; Fischer-Terworth 2013, 29; DEGAM 2008, 19). Die schwere Demenz zeigt ein weitgehend oder komplett aufgehobenes Kurzzeitgedächtnis, ein fragmentiertes Langzeitgedächtnis, starke sprachliche Beeinträchtigungen sowie die fehlende Fähigkeit, einfachste Handlungsabläufe durchzuführen. Vertraute Personen werden nicht mehr erkannt und die Orientierung zur eigenen Person geht teilweise verloren. Bei den neuropsychiatrischen Symptomen stehen charakteristischer Weise Apathie oder Agitation mit motorischer Unruhe im Vordergrund. Die Selbständige Lebensführung ist gänzlich aufgehoben, der MMST-Wert liegt zwischen 10 und 0 (DEGAM 2008, 19; Fischer-Terworth 2013, 30; Sutter et al. 2015, 6). Für die Demenzschweregradgruppen zeigt sich, dass in Pflegeheimen die Mehrheit der BewohnerInnen (56,6%) eine schwere Demenz haben, 43,4% davon sind von einer leichten bis mittelschweren Demenz betroffen (Sutter et al. 2015, 6).

Die Fachliteratur führt unterschiedliche Erkrankungen auf, die zu einer Demenz führen können, wobei grundsätzlich zwischen der primären Demenz und der sekundären Demenz unterschieden wird (Werner 2014, 40). Letztere sind teilweise reversible Folgeerscheinungen anderer Grunderkrankungen wie Stoffwechselerkrankungen, Demenzen infolge von Vergiftungen durch Alkohol oder Medikamente, Vitaminmangelerscheinungen oder Infektionen des Gehirns. Die sekundären Demenzen machen etwa zehn Prozent aller Demenzerkrankungen aus, 90% entfallen auf primäre demenzielle Erkrankungen, die in der Regel irreversibel sind (Brand und Markowitsch 2005, 15). Abbildung 2 zeigt die Prävalenz der häufigsten Demenzformen und hierbei zeigt sich bereits, dass die Alzheimer-Demenz mit 60% den größten Anteil ausmacht.

Abbildung 2: Die Prävalenz der häufigsten Demenzformen

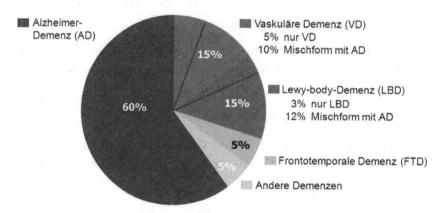

(Mahlberg und Gutzmann 2005)

Für das Setting Pflegeheim zeigt sich, dass, ausgehend von den mit 56,6% an schwerer Demenz betroffenen Bewohnern, der Anteil der nicht näher bestimmbaren Demenz zwar bei 41,1% liegt, darauf folgt jedoch mit 17,6% eine diagnostizierte Alzheimer-Demenz und mit 7,2% eine vaskuläre Demenz (Schäufele et al. 2013, 203). Damit zeigt sich auch, dass sich diese Zahlen auch für die Diagnose der teilnehmenden BewohnerInnen der Studie SKP wiederspiegeln (vgl. Kapitel 1.2). Aufgrund der Häufigkeit der Demenztypen in Altenhilfeeinrichtungen und in Hinblick auf die Häufigkeit der Demenzformen innerhalb der beforschten Einrichtung (vgl. Kapitel 1.2) wird im Folgenden noch näher auf die Demenz vom Typ Alzheimer und der vaskulären Demenz eingegangen.

Alzheimer-Demenz

Die Alzheimer-Demenz beginnt meist schleichend und entwickelt sich langsam, aber stetig über einen Zeitraum von mehreren Jahren. Es handelt sich hierbei um eine primär degenerative zerebrale Krankheit, mit unbekannter Ätiologie und charakteristischen neuropathologischen und neurochemischen Merkmalen (ICD-10 in DGPPN und DGN 2016, 12). Erstmalig beschrieben vom Münchner Neurologen Alois Alzheimer im Jahr 1906, ist die Entstehung bislang weitgehend ungeklärt (Berlin-Institut für Bevölkerung und Entwicklung 2011, 10). Charakteristisch für die Alzheimer-Erkrankung sind drei Merkmale:

-   Abgestorbenes Zellmaterial lagert sich auf der Oberfläche von Neuronen ab (Plaques), dies ist das pathologische Leitsymptom der Alzheimer-Krankheit.

-   Im Inneren der Neuronen entstehen dickere und gröbere Strukturen, welche krankhafte Neurofibrinbündel bilden.

-   Es sterben mehr Neuronen ab und mehr Dendriten gehen verloren als bei einem normalen Alterungsprozess, das Gehirn kann um bis zu 20% schrumpfen (Atrophie).

(Fischer-Terworth 2013, 31; Sifton 2011, 123)

Im Verlauf der Erkrankung werden also Nervenzellen des Gehirns durch Eiweiß-Ablagerungen (Plaques) irreversibel zerstört und so kommt es zu einer Degeneration des Gehirns (Werner 2014, 41). Die Plaques sind extrazelluläre Ablagerungen aus β-Amyloid, welches sich in der Wand kleiner Blutgefäße ablagert, wodurch sich die Durchlässigkeit verschlechtert und es dadurch zu Störungen der Sauerstoff- und Energieversorgung des Gehirns kommt (Fischer-Terworth 2013, 31). Die Neurofibrinbündel bestehen aus dem τ-Protein und sind normaler Bestandteil des Zellskeletts. Es wird bei der Erkrankung jedoch übermäßig mit Phosphatgruppen beladen, wodurch es in der Zelle zu Störungen von Stabilisierungsprozessen und Transport-prozessen kommt, was letztlich zum Zelltod führt, die Informationsweiterleitung und -verarbeitung zwischen den Nervenzellen wird hierbei zerstört (Stoppe 2006, 23).

Die Alzheimer-Demenz ist durch drei Ausprägungsgrade der Erkrankung gekenn-zeichnet. Im Anfangsstadium, der *leichten Demenz*, finden schleichend kognitive Defizite statt, die vorwiegend deklarative Gedächtnisleistungen betreffen. Diese De-fizite können lange kompensiert werden, der Betroffene kann diese Beeinträchti-gung noch durch externe Gedächtnisstützen beeinflussen (Schröder, Haberstroh und Pantel 2010, 298). Dazu kommen zunächst leichte Wortfindungsstörungen und Störungen in der Wortflüssigkeit, Störungen der Initiativ-, Planungs-, und Organisa-tionsfähigkeit, aber auch das Versagen bei beruflichen Anforderungen und Beein-trächtigungen im Alltag. Im Anfangsstadium haben Betroffene darüber hinaus Schwierigkeiten beim Umgang mit ihnen unbekannten Situationen (Werner 2014, 41). Jedoch bleibt das implizite Gedächtnis mit dem unbewussten Wissen um Hand-lungsabläufe zunächst weitgehend intakt (Schröder, Haberstroh und Pantel 2010, 300).

Charakteristisch für eine *mittelgradige bzw. mittelschwere Demenz* ist eine nunmehr hochgradige Vergesslichkeit, die nicht nur auf neuere Gedächtnisinhalte und auto-biografische Episoden beschränkt ist, sondern auch mehr und mehr das Altgedächt-nis und autobiografische Fakten einschließt. Das analytische Denken mit Erkennen von Zusammenhängen und Planen von Handlungsabläufen ist nun erheblich einge-schränkt und zunehmend aufgehoben. Es treten zunehmend ideomotorische und ideatorische Apraxien auf, welche Bewegungsabläufe und Handlungsfolgen auch bei alltäglichen Verrichtungen wie bspw. dem Ankleiden oder Gebrauch von Gerä-ten stören und schließlich unmöglich machen. Darüber hinaus treten Apathie (Teil-nahmslosigkeit), Agnosie (Störung des Erkennens), Alexie (Verlust des Lesevermö-gens) und Akalkulie (Verlust der Rechenfähigkeit) auf. Depressive Verstimmungen sind zudem zu erkennen (Werner 2014, 41-42; Schröder, Haberstroh und Pantel 2010, 300).

Im Spätstadium, der *schweren Demenz*, sind schließlich alle höheren psychischen und kognitiven Funktionen stark beeinträchtigt. Die Orientierung zur eigenen Person oder Erinnerungen zu biographischen Schlüsselereignissen sind völlig verschüttet, sprachliche Äußerungen beschränken sich auf einzelne Worte oder einfache Sätze mit fehlerhafter Syntax und werden durch Echolalie (das Nachsprechen vorgesagter Wörter) und Logoklonie (lang andauerndes, rhythmisches Wiederholen von Lauten, Silben oder Wörtern in monotonem Rhythmus) zusätzlich erschwert. Weiterhin ist dieses Stadium geprägt durch ein fortschreitendes Auftreten von körperlichen Symptomen wie bspw. Gangstörungen, Inkontinenz und Schluckstörungen, welche gegen Ende der Erkrankung zur völligen Bettlägerigkeit und Pflegebedürftigkeit führen (Werner 2014, 42; Schröder, Haberstroh und Pantel 2010, 300).

Vaskuläre Demenz

Die DGPPN und DGN definieren in der S3-Leitlinie für Demenz die vaskuläre Demenz als „ein Ergebnis einer Infarzierung des Gehirns als Folge einer vaskulären Krankheit, einschließlich der zerebrovaskulären Hypertonie. Die Infarkte sind meist klein, kumulieren aber in ihrer Wirkung. Der Beginn liegt gewöhnlich im späteren Lebensalter" (DGPPN und DGN 2016, 15). Hierbei kommt es aufgrund verengter oder verschlossener Blutgefäße zu Durchblutungsstörungen im Gehirn. Diese kleinen Hirninfarkte führen zu Sauerstoffmangel, Gehirnzellen sterben ab, und es kommt zum lokalen Zerfall von Hirngewebe (Werner 2014, 42). Vaskuläre Demenzen haben in der Regel einen raschen Beginn und starke Schwankungen im Verlauf der Krankheit, im Gegensatz zum schleichenden, unmerklichen Verlauf der Alzheimer-Demenz. Generell hängen die Symptomatiken mit dem betroffenen Hirnareal zusammen. Jedoch sind häufige Probleme Beeinträchtigungen des Gedächtnisses, der Koordination und des Sprachvermögens (Brand und Markowitsch 2005, 40).

Dabei sind folgende Merkmale charakteristisch:

- bereits im frühen Stadium Gangstörungen; kleinschrittiger, schlurfender Gang; spastisches Gangbild, wobei häufige Stürze die Folge sind

- Dranginkontinenz in der Frühphase

- Lähmungen und Akinese (Bewegungsarmut)

- Sprachstörungen

- Schluckstörungen

- ausgeprägte Affektlabilität (unkontrolliertes Lachen oder Weinen)

(Werner 2014, 43; Stoppe 2006, 23)

Im weit fortgeschrittenen Stadium unterscheidet sich die vaskuläre Demenz kaum von einer schweren Form der Alzheimer-Demenz (Mahlberg und Gutzmann 2005, 2038).

Die hier ausführlich vorgestellte Komplexität des Krankheitsbildes Demenz in ihren unterschiedlichen Formen und Ausprägungen stellt zum einen dar, wie vielfältig die Auswirkungen und Einschränkungen für die Erkrankten sein können und verdeutlicht zum anderen die enormen Herausforderungen an und für die Pflege und Betreuung. Dies gilt insbesondere auch in Hinblick auf die spezifischen Herausforderungen beim Zugang zu und der Kommunikation mit den demenzerkrankten PflegeheimbewohnerInnen. Im Vordergrund steht dabei, den Demenzerkrankten ein Leben in Würde und mit der für sie bestmöglichen Lebensqualität zu ermöglichen. Wie einleitend schon angerissen, spielen psychosoziale Interventionen eine bedeutende Rolle, um den Erkrankten in ihrer Lebenswelt einen Rahmen und eine Struktur zu geben. Diese Forschungsarbeit nimmt dabei den Aspekt der Musik und deren Wirkung auf die PflegeheimbewohnerInnen mit Demenz in den Blick. Dazu wird nun im folgenden Kapitel auf die Grundlagen der Musikerfassung und -verarbeitung beim Menschen allgemein und beim Demenzerkrankten im speziellen eingegangen.

2.2 Musik und Musik-Erleben bei Demenz

2.2.1 Neurophysiologische Grundlagen der Musikerfassung und –verarbeitung

Musik spricht Menschen auf so vielfältige Weise an wie kaum ein anderes Phänomen, da sie in ihren unterschiedlichen Erscheinungsformen zum Erfahrungsschatz jedes Menschen gehört. Aufmerksamkeit, (Selbst-)Wahrnehmung, Befindlichkeit, Kognition, Gedächtnis und Phantasie, aber auch Motorik und diverse physiologische Abläufe werden in der aktiven wie rezeptiven Auseinandersetzung mit Musik gefordert und gefördert (Presch et al. 2011, 218). Musik – als eine Art von Sprache – hilft, sowohl in Kontakt zu anderen Menschen als auch mit der eigenen Gefühlswelt und dem eigenen Körper zu treten (Willig 2011, 98). Bereits pränatal wird ein

erster Zugang zur Musik geschaffen, welcher sich im Laufe eines Lebens stetig erweitert und von welchem jeder Mensch das ganze Leben lang profitieren kann (Spitzer 2014, 134; Bienstein und Fröhlich 2010, 41; Trappe 2009, 2602).

Um Musik wahrzunehmen und zu verarbeiten wird zunächst die Klanginformation
vom Hörnerv empfangen und an den auditorischen Hirnstamm weitergeleitet. Die
Weiterleitung erfolgt über den Thalamus und von hier aus an den primär auditorischen Kortex, Amygdala und den orbifrontalen Kortex. Die Amygdala ist verantwort-
lich für die emotionalen Prozesse, der auditorische Kortex für die Wahrnehmung
akustischer Merkmale, und der orbifrontale Kortex ist für die sensorische Verarbeitung zuständig (Kölsch 2010, 132-133). Die Informationen gelangen weiter in die
primäre Hörrinde im Großhirn, die Schaltzentrale des Hörens. Hier befinden sich
umliegend die sekundären Höreareale. In der linken Hirnhälfte werden eher Rhyth-
men verarbeitet, in der rechten Hälfte hingegen Klangfarben und Tonhöhen. Bewegungen, welche zum Musikmachen nötig sind, werden von motorischen und senso-
rischen Arealen in der Großhirnrinde gesteuert (Trappe 2009, 2601). Nach der Analyse der akustischen Kennzeichen gelangt die auditorische Information in das auditorische sensorische Gedächtnis (Kölsch 2005, 375). Dabei gravieren sich schon
nach der automatisch ablaufenden Analyse von Klangmerkmalen wie Tonhöhe und
Lautstärke erste Spuren des Hörreizes in das so genannte echoische Gedächtnis
ein (Muthesius et al. 2010, 34). Parallel dazu erreicht der Stimulus Verarbeitungs-
stufen, auf welchen auditorische Gestalten gebildet werden. Hierbei finden Prozesse rhythmischer und melodischer Gruppierungen statt. Das bedeutet, dass auf
dieser Stufe Klangereignisse aufgrund von Gestaltungsprinzipien wie Ähnlichkeit,
Kontinuität oder Nähe gruppiert werden; Rhythmus, Metrum oder Melodienkonturen
werden auf dieser Stufe immer wieder erkannt und eine syntaktische Struktur gebildet, welche später dafür sorgt, dass später die formalen Regeln eines Hörreizes –
wie eben Melodie, Rhythmus, Harmonie, Struktur, Form und Dynamik – wiederer-
kannt werden können (Patel 2003, 678).

Musik ist ein Phänomen, welches sich mit der Zeit ausbreitet, was bedeutet, dass
das Gehirn bei deren Verarbeitung auf bestimmte Erinnerungsfunktionen zugreifen
muss. Da Gedächtnisfunktionen im Gehirn nicht in einem umschriebenen Gedächt-
niszentrum lokalisiert sind, bedeutet das, dass die Analyse musikalischer Reize eine
Vielzahl von Gehirnstrukturen zur gleichen Zeit aktiviert. Damit ist es die Größe und

Komplexität des menschlichen Gedächtnisses, welche für die Robustheit musikalischer Erinnerungsspuren sorgt, selbst wenn ein beträchtlicher Teil der Großhirnrinde unwiderruflich geschädigt ist. Das Langzeitgedächtnis ist in der gesamten Großhirnrinde und in zahlreichen subkortikalen Bereichen verortet (Muthesius et al. 2010, 36). Da Musik aus unterschiedlichen Komponenten zusammengesetzt ist (Melodie, Rhythmus, Harmonie u.a.) werden für deren Analyse unterschiedliche Wissensquellen im Gehirn angezapft. Dabei nutzt das menschliche Gehirn für die Verarbeitung der Komponenten der musikalischen Form das im impliziten Langzeitgedächtnis gespeicherte Wissen über kulturell spezifische Strukturen und Aufbauschemata von Musikstücken (ebd. 2010, 39).

Das Potential der Musikverarbeitung und -speicherung zeigt sich zunächst darin, dass beim gesunden Menschen unterschiedliche emotionale Prozesse durchlaufen werden, diese können sich in Gefühlsäußerungen und -ausdrücken zeigen, wie beispielsweise Freude, Glück, aber auch Wut oder Angst (Kölsch 2005, 376). Da Musik generell in enger Verbindung zu Gefühlen steht, weil jede Wahrnehmung mit einer subjektiven Bewertung einhergeht, lässt sich die Musikverarbeitung von emotionalen Verarbeitungsprozessen nicht trennen (Wosch 2011, 34). Zudem werden weitere emotionale Antworten auf musikalische Reize ausgelöst, ohne dass es hierzu notwendigerweise bewusster Aufmerksamkeit bedarf. Denn Rhythmus, Struktur oder Dynamik der Musik, aber auch harmonische und melodische Formen können intensive Gefühle bis hin zu so genannten „Chills" (Gänsehauterlebnissen) auslösen (Spitzer 2014, 365; Lee 2008, 480).

Darüber hinaus zeigt sich ein weiterer Aspekt der Verarbeitung musikalischer Ereignisse in der Vitalisierung des Hörenden. Mittels der Integration musikalischer und nichtmusikalischer (d. h. körperlicher, emotionaler und geistiger) Information in verschiedenen Hirnrindenregionen, welche Reize verschiedenen Ursprungs oder verschiedener Sinneskanäle miteinander koppeln, kann das vegetative Nervensystem durch Musik zur vermehrten Aktivität angeregt werden. Dabei wird der Blutdruck, die Herzfrequenz und die Sauerstoffaufnahme des Körpers stimuliert, welche zusätzlich positiven Einfluss auf Vorgänge innerhalb des Immunsystems nehmen können (Spintge und Droh 2002 in Muthesius et al. 2010, 35). Die Wahrnehmung von Musik bewirkt schließlich häufig körperliche Bewegungen wie das Mitbewegen, -

wippen oder -klatschen. Hierbei wird der Körper auf der Basis rhythmischer Syn-chronisationsprozesse angeregt (Kölsch 2005, 376). Trappe (2009) stellt in seiner Übersichtsarbeit drei grundlegende Wirkweisen von Musik dar, jüngere Studien un-terstreichen diese. Hierbei liegt ein Schwerpunkt auf der Wirkung von Musik auf den Körper – Musik kann unter anderem zu Schmerzlinderung, muskulärer Entkramp-fung und Entspannung, aber auch zur Beruhigung von Organfunktionen führen (Kölsch 2014, 131; Trappe 2009, 2601). Ein weiterer Schwerpunkt liegt auf der Wir-kung von Musik auf das seelische Befinden: sie steigert neben der Lebensfreude auch das Selbstvertrauen, stellt das seelische Gleichgewicht wieder her und kann Burn-Out-Symptome ausgleichen (Chanda und Levitin 2013, 179; Trappe 2009, 2601). Schließlich wirkt Musik essentiell auf die geistige Kapazität – sie fördert die Kreativität, die Konzentrationsfähigkeit, steigert kognitive Funktionen und erhält die geistige Flexibilität (Trappe 2009, 2601).

Inwieweit sich diese Aspekte direkt auf demenzerkrankte Menschen übertragen las-sen, ist bislang nicht hinreichend belegt. Bernatzky (2015) und Liesk et al. (2015) merken unabhängig voneinander dazu an, dass zwar Fallstudien und Übersichtsar-beiten dazu vorliegen, diese jedoch in breit angelegten, multizentrischen und pros-pektiv randomisiert angelegten Studien mit hohen Fallzahlen verifiziert werden müs-sen (Bernatzky et al. 2015, 92; Liesk et al. 2015, 275). Zudem ist es nicht von der Hand zu weisen, dass Musik nicht nur einen positiven Einfluss haben kann. Willig (2011) und Wosch (2011) weisen darauf hin, dass Musik, abhängig von der jeweili-gen Tagesform und jeweiligen musikalischen Präferenz der Demenzerkrankten, ge-rade auch wenn sie nicht mehr selbstständig in der Lage sind zu kommunizieren, wann ihnen Musik guttut, störend und hinderlich für die Erhaltung und Förderung des Wohlbefindens und der Lebensqualität sein kann (Willig 2011, 99; Wosch 2011, 86).

Demenziell erkrankte Menschen verfügen jedoch parallel zum Prozess der neuro-nalen Degeneration je nach Stadium der Erkrankung über ein mehr oder minder großes kompensatorisches Restpotential zur funktionellen und strukturellen Umge-staltung im Gehirn (Sifton 2011, 158; Muthesius et al. 2010, 39). Zusätzlich spricht für eine Entwicklungsreserve von an Demenz erkrankten Menschen, dass das au-ditorische System in allen seinen Anteilen weitgehend frei von Veränderungen bleibt (Söthe 2008, 221). Im Rückbezug auf die Wahrnehmung von Musik belegen Studien zum Musikgedächtnis von Alzheimerpatienten, dass das Gehirnareal, das zuvor als

Langzeit-Musikgedächtnis-Gebiet lokalisiert worden war, weniger Nervenzellen als das übrige Gehirn verliert. Zudem sinkt der Stoffwechsel nicht so stark ab. Zwar ist das Ausmaß der Amyloidablagerungen ähnlich hoch wie in anderen Gehirngebieten, führt hier aber nicht zu den sonst damit einhergehenden Entwicklungsstufen der Krankheit (Jacobsen et al. 2015, 2439; Halpern et al. 2008, 68). Damit zeichnet sich ab, dass das Langzeit-Musikgedächtnis bei Alzheimer-Patienten im Vergleich zum Kurzzeitgedächtnis, dem autobiografischen Gedächtnis und der Sprache wesentlich besser erhalten bleibt (Jacobsen et al. 2015, 2440). Zudem stellen Halpern et al. (2008) fest, dass auch die emotionalen Kompetenzen Demenzerkrankter wesentlich länger erhalten bleiben als etwa die Sprachkompetenz (Halpern et al. 2008, 69). Auch Söthe (2008) untermauert diesen Aspekt damit, dass für eine Entwicklungsreserve Demenzerkrankter im musikalischen Bereich zusätzlich spricht, dass diese emotionalen Gehalte aus auditorischen Stimuli (Schreien, Lachen) im Vergleich zu einer Stichprobe mit gesunden Probanden erkennen, sowie emotionale Prosodie (glückliche, traurige Stimmen) zuordnen können (Söthe 2008, 221). Bezüglich anderer Ausprägungen von Demenzen, wie etwa speziell der vaskulären Demenz, konnten keine Erkenntnisse aus der Literatur in Hinblick auf zerebrale Strukturen und Musikverarbeitung gewonnen werden.

2.2.2 Differenzierung von Musikintervention und Musiktherapie bei Demenz

Die hier vorliegende Arbeit trägt im Titel die Begrifflichkeit „Musikintervention". Innerhalb des Projektes „Singendes, klingendes Pflegeheim" wurden den Demenzerkrankten unterschiedliche Angebote in unterschiedlichen Rahmen gemacht. Um diesen besser ein- bzw. abgrenzen zu können und um ein einheitliches Verständnis für den Begriff innerhalb dieses Forschungsvorhabens zu schaffen, wird aus diesem Grund an dieser Stelle eine Differenzierung zwischen Musikinterventionen und Musiktherapie vorgenommen.

Viele psychosoziale Interventionen bei Demenz beinhalten den therapeutischen und nichttherapeutischen Einsatz von Musik, ohne diesen genauer zu definieren (Sutter et al. 2015, 19). Hierbei besteht schon seit langem eine Definitions- bzw. Abgrenzungsproblematik zu anderen psychosozialen Maßnahmen mit Musikeinsatz

(ebd., 19). Im Zuge dessen werden gerade Pflegeinterventionen oder Therapiemaß-
nahmen, die sich mit Musik befassen, oftmals pauschal als Musiktherapie bezeichnet. Es muss jedoch grundsätzlich zwischen Musiktherapie als eigener wissenschaftliche Fachrichtung, die Musik und musikalische Elemente diagnosespezifisch
zu Heilzwecken nutzt, und der Anwendung von Musik in der täglichen Pflege unterschieden werden (Hesse und Bernatzky 2009, 374). Dies ist nicht zuletzt insbesondere in Hinblick auf die pflegespezifische Professionszugehörigkeit von Bedeutung.
Willig und Kammer (2012) merken hierzu an, dass die Pflege das Wissen des Musiktherapeuten braucht, der die Verantwortung für das akustische Milieu in einer
Einrichtung trägt und besonders im Hinblick auf den besonderen Stellenwert der
Musik für Demenzerkrankte musikalische Rituale und die Erhaltung einer musikalischen Kultur im Pflegeheim stützt und fördert (Willig und Kammer 2015, 9). Dabei
ist es gleichzeitig für Musiktherapeuten essentiell, mit Pflegenden zusammenzuar-
beiten, „welche um den Stellenwert von Musik für Demenzerkrankte wissen, diese
verantwortungsvoll im Pflegealltag einsetzen und mit ihrem Wissen für praxisnahes
Erschließen von medizinischen, therapeutischen und pflegerischen Zusammenhängen sorgen können" (ebd., 9).

Die Deutsche Musiktherapeutische Gesellschaft (DMTG) definiert Musiktherapie
1998 in den Kassler Thesen zur Musiktherapie als „gezielten Einsatz von Musik im
Rahmen der therapeutischen Beziehung zur Wiederherstellung, Erhaltung und Förderung seelischer, körperlicher und geistiger Gesundheit." (DMTG 2016) Dabei
stellt sie eine praxisorientierte Wissenschaftsdisziplin dar, die in enger Wechselwir-
kung zu verschiedenen Wissenschaftsbereichen steht, insbesondere der Medizin,
den Gesellschaftswissenschaften, der Psychologie, der Musikwissenschaft und der
Pädagogik. Ferner folgen musiktherapeutische Methoden gleichberechtigt tiefen-
psychologischen, verhaltenstherapeutisch-lerntheoretischen, systemischen, anth-
roposophischen und ganzheitlich-humanistischen Ansätzen (ebd.).

Raglio und Gianelli (2009) spezifizieren hierbei insbesondere für den therapeutischen Zweck, dass die erreichten Effekte replizierbar sein sollen und ein zeitlich-
räumliches strukturiertes Setting aufweisen müssen, welches dem therapeutischen
Prozess einen klaren Rahmen gibt (Raglio und Gianelli 2009, 294). Dabei ist Voraussetzung für die Anwendung von Musiktherapie eine syndromatologische und
eine therapieprozessbezogene musiktherapeutische Diagnostik. Diese wird ausschließlich von dafür ausgebildeten MusiktherapeutInnen durchgeführt (DGM 2010,

4). Grümme (1997) führt ebenfalls schon sehr früh (zur Abgrenzung der Musikthe-rapie von anderen Angeboten, welche sich musikalischer Mittel bedienen) die Pro-fessionalität der TherapeutInnen und das therapeutische Konzept an, in dessen Rahmen musikalische Interventionen angeboten und entwickelt werden (Grümme 1997, 20). Hierbei lassen sich für die klassische, professionelle Musiktherapie zwei methodische Ausrichtungen feststellen: die aktive und die rezeptive Musiktherapie. Bei der aktiven Musiktherapie ist der/die Erkrankte bei der Musikausübung aktiv mit seiner/ihrer Stimme oder einem Instrument beteiligt, der Therapierende spielt in der Regel mit und ist in das Geschehen eingebunden. Die rezeptive Musiktherapie stellt das Musikhören in den Vordergrund, dabei wird die Musik entweder abgespielt oder der Therapierende musiziert (Fischer und Glanzmann 2016, 74). G

Die Musikinterventionen im Sinne des Projektes bilden ein umfangreiches Angebot, welches sich nicht nur primär auf Musiktherapie stützt. Der Begriff der Intervention stammt vom lateinischen Wort „intervenire" und bedeutet „dazwischenkommen" o-der „sich einschalten". Darunter werden ganz allgemein Maßnahmen zusammen-gefasst, die ergriffen werden, um einen (unerwünschten) Zustand oder ein Problem zu verhindern, zu vermindern oder die Folgen zu verringern (Wied & Warmbrunn 2003, 353). Die Musikinterventionen innerhalb des Projektes haben zum Ziel, die Lebensqualität zu fördern, aber auch die Belastung der Pflegenden zu reduzieren. In der Literatur sind keine konkret abgrenzenden Definitionen zu Musikinterventio-nen zu finden. Einzig Raglio und Gianelli (2009) unterscheiden zwischen Musik und Musiktherapie bei Demenz (siehe Abbildung 3).

Abbildung 3: Unterscheidung Musik und Musiktherapie bei Demenz

	Musik	Musiktherapie
Anwender	Musiktherapeut, Pflegende, Angehörige	Professionelle/r Musiktherapeut/in
Rahmen	- Kein spezielles therapeutisches Setting - Kein spezielles Interventionsmodell	- Strukturiertes therapeutisches Setting - Musiktherapeutisches Bezugsmodell, basierend auf theoretischen und methodischen Kriterien
Ziele	- Vorübergehendes Wohlbefinden - Verbesserung der Stimmung, des Sozialverhaltens, Erinnerung und Stimulation der geistigen Verfassung - Entspannung	- länger anhaltend - Prävention bzw. Stabilisation von Komplikationen - Verbesserung der Kommunikation und Beziehungsfähigkeit
Inhalte	- strukturierte musikalische Initiative - Musikhören	- aktive Musikimprovisation - Höraktivitäten - direkte Einbindung in das Musizieren

(Raglio und Gianelli 2009, 295)

Wie sich im Weiteren zeigen wird, sind innerhalb des Projektes Aspekte aus beiden Bereichen der Darstellung Raglios und Gianellis integriert. Innerhalb der Angebote für die Bewohner des Pflegeheims im Projekt wurde Musiktherapie in ihrer professionellen Form integriert, zusätzlich wurden weitere Angebote genutzt, welche nicht in diesen Rahmen fallen. Darunter fallen Musikgeräte in den BewohnerInnenzimmmern, welche speziell biografieorientierte Musik zu bestimmten Zeiten spielen, das Angebot zum Mitsingen oder Anhören von Liedern in Karaoke-Form (auch ohne Therapeut), sowie Musikkissen und Nackenkissen mit welchen Musikhören möglich ist, eine Zauberharfe, Percussioninstrumente, eine Mütze und eine Armbanduhr mit integrierten Lautsprechen sowie einen DVD-Player mit welchem Musikfilme aus den 30-50er Jahren, Opern, Theaterstücke oder Musicals abgespielt werden können. Folglich werden hier Musikinterventionen als ein Mix aus professionellen, zeitlich gebundenen Angeboten aber auch für die Bewohner frei zugänglichen Möglichkeiten angesehen. Die Pflegenden sind hierbei nicht direkt in die musiktherapeutische Arbeit mit eingebunden, jedoch spielen sie in der Gestaltung und Strukturierung des

Alltags der Demenzerkrankten eine erhebliche Rolle. Dabei kommen sie zudem mit den vielfältigen Musikangeboten in Kontakt und können ihnen den nötigen Stellenwert zusprechen, um die BewohnerInnen in ihrer Lebensführung, der Strukturierung des Alltages und der damit verbundenen Lebensqualität zu unterstützen (Innes 2014, 154; Willig und Kammer 2012, 10).

2.2.3 Emotionen und biographische Aspekte in der Musikverarbeitung von Menschen mit Demenz

Im fortgeschrittenen Stadium verlieren Menschen mit Demenz häufig die Fähigkeit zur verbalen Kommunikation und damit auch der Fähigkeit, Gefühle verbal auszudrücken (Sifton 2011, 151; Bär et al. 2003, 455). Da sie sich immer weniger auf eigene Urteile und Bewertungen stützen können, werden Emotionen für Menschen mit Demenz zum Angelpunkt ihres Erlebens und sind damit auch ein erster Ansatzpunkt für angestrebte Kontaktaufnahmen zur und durch die Außenwelt (Muthesius et al. 2010, 45). Im Stadium der schweren Demenz bleibt die Wahrnehmung von Emotionen erhalten (Fischer-Terworth 2013, 30). Hinzu kommt, dass innerhalb von Studien belegt werden konnte, dass der Ausdruck von Gefühlen und emotionaler Befindlichkeit vermehrt und schließlich ganz – unabhängig vom Stadium der Erkrankung – über nonverbale Ausdrucksmöglichkeiten wie Mimik, Gestik und Körperhaltung geschieht (Kruse 2012, 35). In weiteren bereits vorliegenden Studien wird die Annahme bestätigt, dass Musik Demenzerkrankte unabhängig vom jeweiligen Krankheitsstadium auf unterschiedliche Art und Weisen erreicht. Gemessen wurde dies durch verschiedene Reaktionen auf motorische und kognitive (De-)Aktivierung (Chang et al. 2015, 3426-3427; Arroyo-Anllo et al. 2013, 2; Sixsmith und Gibson 2007, 128). Zudem kann Musik bis zu einem gewissen Grad zur emotionalen Stabilisierung beitragen. Dies geschieht insbesondere dann, wenn durch eine musikalische Strukturierung eine Möglichkeit des kontrollierten Ausdrucks und der Verarbeitung negativer Emotionen geschaffen werden kann (Fischer und Glanzmann 2016, 79). Jedoch zeigt die Literatur auch auf, dass musikalische Reize vermehrt einen positiven Einfluss auf das emotionale Erleben Demenzerkrankter ausüben. Dies zeigt sich in Form von Ausgeglichenheit, Verminderung der Agitation oder auch in der Mimik, wie etwa einem Lächeln (Adler 2011, 34; Götell et al. 2009, 423). Dies liegt zunächst daran, dass Musik in enger Verbindung zu Gefühlen steht, wie in Kapitel 2.2.1 erläutert: Beim Erleben von Musikreizen findet bewusst und unbewusst eine emotionale Bewertung (durch die Amygdala) und später auch Speicherung im Langzeitgedächtnis statt. Hierbei findet zudem die Entwicklung von Musikpräferenzen statt. Bei der Bildung von Musikpräferenzen ist davon auszugehen, dass das Maß an emotionaler Färbung der aufgenommenen musikalischen Information diese entscheidend beeinflusst (Kiewitt 2005, 42). Insofern zeichnet sich im Laufe eines Lebens eine biografische Relevanz von Musik ab, welche immer in Abhängigkeit der individuellen Biografie steht. Musik wird durch die musikalische Sozialisation des Individuums, der lebenslangen musikalischen Entwicklung sowie der emotionalen Bewertung erlebter Musik biografisch relevant (ebd., 44). Unter Berücksichtigung der emotionalisierenden Wirkung von Musik gilt es als bewiesen, dass (positiv) emotional besetzte Musikerlebnisse aus der Biografie der Betroffenen, von einzelnen Ereignissen wie Hochzeit oder Partys bis hin zu ganzen Lebensabschnitten wie der Schulzeit oder der Ausbildungszeit, bei einer erneuten Rezeption das emotionale Erleben fördern und Erinnerungen wecken (Söthe 2008, 222; Hörmann und Weinbauer 2006, 56; Kiewitt 2005, 45).

Deshalb widmet sich im Forschungsbereich der Musiktherapie speziell für Alzheimer-Erkrankte ein Schwerpunkt der biografie-orientierten Musiktherapie. Für die Arbeit mit Alzheimer-Betroffenen scheint sie insbesondere deshalb interessant, weil sie vordergründig auf die Emotionalität fokussiert ist und damit eine sinnvolle therapeutische Intervention auch bei fortgeschrittenen Schweregraden sein kann (Grümme 1998 in Kiewitt 2005, 29). Der Wirkfaktor durch biografisch-relevante Musiktherapie liegt in der emotionalen Ansprechbarkeit der Erkrankten durch die Musik: Erst durch den emotionalen Einfluss von Musik kann (wieder) eine Kommunikationsebene gefunden werden (Hartogh und Wickel 2004, 225). Sie bezieht dabei die musikalische Lebensgeschichte des einzelnen Betroffenen in das therapeutische Vorgehen mit ein. Primär wird Musik aus der Kinder- und Jugendzeit als relevant betrachtet – aber auch Musik, welche im Zusammenhang mit einzelnen, positiv besetzten Ereignissen steht (s.o.) (Wosch 2011, 79; Kiewitt 2005, 30). Dabei steht die Bedeutung, die Musik für den einzelnen Menschen gewinnen kann, in direkter Abhängigkeit zu der emotionalen Bewertung der erlebten Musik (Muthesius 2010, 45). Als Methode der biografieorientierten Musiktherapie werden musikalische Handlungsformen genutzt, welche sich zu der Zeit der musikalischen Sozialisation der

Betroffenen großer Beliebtheit erfreuten. Für die betroffene Altersgruppe zum jetzigen Stand der Forschung sind diese musikalischen Handlungsformen insbesondere das (gemeinsame) Singen, Tanzen und Musikhören (Kiewitt 2005, 30). Hierbei werden unterschiedliche Sinneskanäle der Erkrankten angesprochen. Der ungerichtete Bewegungsdrang vieler Demenzerkrankten spiegelt oftmals das Suchen nach Bekanntem und Vertrautem wieder. Durch die Kanalisierung dieses Bewegungsdrangs innerhalb vertrauter musikalischer Strukturen und der gleichzeitigen positiven Beeinflussung des Körperempfindens kann auch das bei Demenzerkankten oftmals verlorene Identitätsbewusstsein gefördert werden (Hörmann und Weinbauer 2006 in Fischer-Terworth 2013, 87). Darüber hinaus leisten die emotionale Beteiligung sowie das emotionale Erleben den Zugang zum Ausdruck des persönlichen Wohlbefindens und geben dem Demenzertkrankten die Möglichkeit, das „Selbst-Sein" zu erfahren und einen Zugang zur eigenen Identität zu wahren (Müßgens und Finkemeyer 2011, 167).

In der aktuellen Emotionsforschung besteht der Konsens, dass „Emotionen als Reaktion auf einen externen oder internen Reiz, der für die zentralen Bedürfnisse und Ziele des Organismus als wichtig bewertet wird" definiert werden können (Scherer 1990, 6). Durch den zunehmenden Verlust der Fähigkeit zur verbalen Kommunikation demenzkranker Menschen, insbesondere im späten Stadium der Erkrankung, kommt den betreuenden Fachkräften eine besondere Rolle zu. Individuelle Bedürfnisse und Befindlichkeiten können nur noch schwer erfragt werden, diese müssen aus dem Ausdrucksverhalten erschlossen werden (Kirchhoff-Rhode 2013, 49; Bär et al. 2003, 455; Re 2003, 65). Dies gilt für dieses Forschungsvorhaben insbesondere hinsichtlich der Beobachtung zu Wirkungsweisen der Musikinterventionen auf die Bewohner durch die Pflegenden. Bradley und Lang (2000) beschreiben aus einer naturwissenschaftlichen Sicht ein einfaches Modell zur Messung des Reaktionssystems der Emotionen – dies beinhaltet die drei Dimensionen Sprache, Verhalten und Physiologie (Bradley und Lang 2000, 246).

Abbildung 4: Messbare Reaktionssysteme der Emotion

Sprache	- sprachlicher Ausdruck (Tonmelodie, Lautstärke, Tonfrequenz) - Berichte über emotionales Erleben (erlebte Gefühle, Interessen, Vorlieben) - Soziale Kommunikation
Verhalten	- direkte Aktionen (Annäherung, Vermeidungsverhalten, Flucht, Re flexe)
Physiologie	- vegetative Symptome (Herzklopfen, Schwitzen) - Muskelaktivität des Gesichts oder anderer Körperregionen (Mimik, Körperhaltung) - Atmung - endokrines System - Gehirn

(Bradley und Lang 2000, 246)

Hinsichtlich des vorliegenden Forschungsvorhabens erhofft sich die Forschende, dass Aspekte aus allen drei Kategorien von den Pflegenden wahrgenommen werden. Einzig im Bereich der Physiologie ist zu erwarten, dass Einschränkungen hingenommen werden müssen – die Befragung stützt sich hierbei rein auf Beobachtungen der Pflegenden, Messungen zu Gehirnleistungen, vegetativen Symptomen wie Herzschlag oder auch Aspekte das endokrine System betreffend werden aufgrund des begrenzten Zeitfensters und den damit verbundenen Möglichkeiten nicht durchgeführt bzw. berücksichtigt.

Musik gehört zum Erfahrungsschatz aller Menschen, sie fordert und fördert kognitive, emotionale und soziale Vorgänge auch während der Erkrankung und verfügt über das Potential, Verhaltensweisen zu beeinflussen, welche die Menschen bestärken können, gesundheitlich relevante Botschaften aufzunehmen und von negativem Verhalten Abstand zu gewinnen (Kreutz und Bernatzky 2015, 10; Willig und Kammerer 2012, 6). Musikalische Reize aktivieren körperliche und seelische Ressourcen sowie positive Affekte und können über verständliche, handhabbare und bedeutsame musikalische Handlungen Kontexte verändern, damit die Befindlichkeit beeinflussen und einer Verbesserung des Wohlbefindens und der Lebensqualität beitragen (Kölsch 2012, 436; Västfjäll et al. 2012, 405, Müßgens und Finkmeyer 2011, 167).

An verschiedenen Stellen wurde innerhalb dieser Arbeit also auf einen Zusammenhang von Musik, Lebensqualität und Wohlbefinden hingewiesen. Um nun einen konkreten Bezug zur Lebensqualität und dem Wohlbefinden herzustellen, wird im folgenden Kapitel zum einen auf das Verständnis von Lebensqualität und Wohlbefinden speziell bei Demenzerkrankten eingegangen und zum anderen dargestellt, wie sich diese zwei Aspekte bei Demenzerkrankten messbar machen lassen, um für das methodische Vorgehen innerhalb dieser Arbeit zur Beantwortung der Forschungsfrage einen Rahmen zu geben. Dabei können nicht vollumfänglich die gesamten Theorien zu Wohlbefinden und Lebensqualität dargestellt werden, jedoch wird Bezug auf die in der Pflegewissenschaft grundlegenden, einschlägigen und für das weitere Vorgehen relevanten Theorien genommen.

2.3 Lebensqualität/Wohlbefinden bei Demenz

2.3.1 Abgrenzung zwischen Wohlbefinden und Lebensqualität bei Demenz

In den beiden letzten vergangenen Jahrzehnten hat sich das Konstrukt der Lebensqualität und des Wohlbefindens zu einem Schlüsselkonzept in der Versorgung chronisch kranker Menschen, insbesondere auch von Menschen mit Demenz, entwickelt (Kruse 2012, 34). Dabei konstatieren immer wieder unterschiedliche Quellen, dass die Begrifflichkeiten in der Literatur nicht einheitlich differenziert und definiert werden (Kirchhoff-Rhode 2013, 14; Kohl und Strauss 2010, 242; Gunzelmann et al. 2006, 7). Sie stehen meistens im Kontext zueinander und werden zudem häufig im Zusammenhang mit Gesundheit verwendet (Kirchhoff-Rhode 2013, 12). Dabei der steht Begriff Wohlbefinden auffällig im Zentrum einer wissenschaftlich und politisch höchst bedeutsamen Definition von Gesundheit, nämlich nach den Statuten der Weltgesundheitsorganisation (WHO). Diese definiert Gesundheit 1948: „Health is a state of complete physical, mental and social well-being and not merely the absence of disease or infirmity. The enjoyment of the highest attainable standard of health is one of the fundamental rights of every human being without distinction of race, religion, political belief, economic or social condition". (WHO 1948, 100) Diese bis heute Bestand haltende Definition stellt das körperliche, geistige und soziale Wohlbefinden in den Mittelpunkt und bezieht hierbei mehrere Faktoren, welche das Wohlbefinden charakterisieren, mit ein.

Nicht zu Unrecht wurde diese Definition vielfach kritisiert, der Hauptkritikpunkt liegt zum einen in der (in der deutschen Version) umstrittenen Formulierung des Zustands (state) sowie in der Utopie eines vollständigen/völligen (complete) Wohlbefindens, zum anderen in der kaum zu operationalisierenden Mehrdimensionalität (Hurrelmann und Franzkowiak 2011, 101). Es zeigt sich darüber hinaus, dass Wohlbefinden als wesentlicher Teil von Lebensqualität angesehen werden kann. Holzhausen (2009) beschreibt, dass „Lebensqualität im Allgemeinen eng mit dem subjektiven Wohlbefinden des Einzelnen verknüpft ist und dadurch das individuelle Erleben in den Vordergrund rückt (Holzhausen 2009, 25). Auch Kirchhoff-Rode (2013) beschreibt, dass Wohlbefinden immer subjektiv ist und erweitert ihr Verständnis um den Aspekt, dass es sowohl kognitive als auch emotionale Gesichtspunkte umfasst, welche sie jedoch nicht weiter ausdifferenziert (Kirchhoff-Rode 2013, 17).

Für Menschen mit Demenz in stationären Einrichtungen hat der Medizinische Dienst der Krankenversicherungen (MDK) eine Grundsatzstellungnahme veröffentlicht, welche versucht, speziell subjektives Wohlbefinden weiter auszudifferenzieren. Hierbei bezieht er sich auf die Definition nach Smith (2005), wonach subjektives Wohlbefinden kognitive und emotionale Aspekte umfasst. Das Wohlbefinden umfasst dabei die Befriedigung aller Aspekte einer Persönlichkeit, wie Bewegung, Essen und Trinken, Beschäftigung, Erinnerung und Gemeinschaft. Als kognitiver Aspekt wird die Lebenszufriedenheit, und für die emotionalen Aspekte werden positive und negative Gefühle erfasst. Im Emotionalen wird die Vermittlung von Anerkennung, Wertschätzung Respekt und Sicherheit angeführt (Smith 2005 in MDK 2009, 16). Neue Konzepte der Lebensqualitätsforschung betonen, dass emotionales Wohlbefinden, subjektive Bewertung von sowie die Zufriedenheit mit verschiedenen Aspekten der Lebenssituation gleichermaßen zu berücksichtigende Aspekte der subjektiven Lebensqualität darstellen (Conrad et al. 2016, 9). Auch hier wird deutlich, dass das subjektive Wohlbefinden wiederum einen Teil der Lebensqualität darstellt. Jedoch wäre es unangemessen, Lebensqualität ausschließlich im Sinne von subjektivem Wohlbefinden zu verstehen (Fliege und Philipp 2000 in Holzhausen 2009, 28).

Lebensqualität selbst wird in der Literatur mehrheitlich als mehrdimensionales Konstrukt angesehen (Riesner 2014, 16; Kohl und Strauss 2010, 243; Kruse 2010, 74; Gunzelmann et al. 2006, 7). In Sinne eines mehrdimensionalen Modells sind zahlreiche Variablen sehr unterschiedlicher Art an der Konstitution von Lebensqualität beteiligt (Holzhausen 2009, 27). Die WHO definiert Lebensqualität als: „individuals' perception of their position in life in the context of culture and value system in which they live and in relation to their goals, expectations, standards and concerns" (WHOQol Group 1995, 1405). Damit schafft sie jedoch einen Ansatz, der nur marginal mit dem Gesundheitszustand zusammenhängt (Holzhausen 2009, 27).

Ein weithin bekanntes und die Forschung im Bereich der Demenz bestimmendes, sowie in der Wissenschaft anerkanntes Modell legt M. Powell Lawton (1997) vor (Becker, Kaspar und Lindenthal 2010, 74). Dabei hat er das Modell in erster Linie in Hinblick auf gebrechliche ältere Menschen und Heimbewohner entworfen und dies später nochmals speziell für Demenzerkrankte angepasst (Lawton 1994, 140). Unterschiedliche perspektivische und inhaltliche Annäherungen an Lebensqualität können anhand des multidimensionalen Modells der Lebensqualität älterer Menschen gut veranschaulicht werden (Holzhausen 2009, 29). Lawton unterteilt dabei die Bereiche des menschlichen Lebens und Erlebens, welche Lebensqualität konstituieren, in vier Segmente: Verhaltenskompetenz (behavioral competence), objektive Umweltbedingungen (objective environment), wahrgenommene Lebensqualität (perceived quality of life) und psychisches Wohlbefinden (psychological well-being). Der Bereich der Verhaltenskompetenz repräsentiert das Funktionsniveau in gesundheitlichen, funktionellen, kognitiven und sozialen Dimensionen. Die objektiven Umweltbedingungen umfassen sozioökonomische Aspekte, Infrastruktur des Wohnortes, Altersangemessenheit der direkten Wohnumgebung, aber auch soziale Stützsysteme. Die wahrgenommene Lebensqualität spiegelt das subjektive Empfinden des Gesamtzustandes wieder. Zuletzt charakterisiert das psychische Wohlbefinden die subjektive Bewertung und das Erleben eigener Kompetenzen und Zufriedenheit innerhalb der bisher angesprochenen Dimensionen der Lebensqualität sowie das direkte persönliche Wohlbefinden zu einem bestimmten Zeitpunkt innerhalb bestimmter Rahmenbedingungen (Becker et al. 2010, 82; Holzhausen 2009, 30-31). Lawton bezieht hierbei die subjektiven und objektiven Variablen in Eigen- sowie

auch Fremdperspektive mit ein. Aspekte der Verhaltenskompetenz wie beispielsweise die Alltagskompetenz müssen von außen eingeschätzt/fremdbeurteilt werden
(bspw. Activities of Daily Living/ADL), die wahrgenommene Lebensqualität kann
mittels subjektiver Selbsteinschätzung vorgenommen werden (bspw. Schmerzerfassung), die objektiven Umweltbedingungen werden objektiv fremdbeurteilt, und
das psychologische Wohlbefinden spiegelt die subjektive Selbsteinschätzung des
Zustandes wieder (Riesner 2014, 17; Holzhausen 2009, 31). Jedoch muss an dieser
Stelle auch angemerkt werden, dass gerade in den letzten Stadien der Demenz die
Selbstbeurteilung, bspw. bei der Schmerzerfassung, kaum noch möglich ist, hier
muss auf Instrumente der Fremdbeurteilung zurückgegriffen werden (Holzhausen
2009, 35).

Es zeigt sich nun also, dass Wohlbefinden vielmehr einen Aspekt in dem Konstrukt
der Lebensqualität darstellt – diese kann fremd- oder selbsteingeschätzt werden.
Entsprechend dem Anspruch, den individuellen Bedürfnissen und Präferenzen von
BewohnerInnen mit Demenz gerecht zu werden, um Chancen und Möglichkeiten
zur Erhaltung und Förderung der Lebensqualität zu schaffen, besitzt die Erfassung
der Lebensqualität und des Wohlbefindens eine hohe klinische Relevanz (Becker
et al. 2010, 138; Gunzelman et al. 2006, 7).

Der Frage nach der Erfassung von Lebensqualität und Wohlbefinden in stationären
Einrichtungen soll im folgenden Kapitel nachgegangen werden. Hintergrund dieser
Fragestellung ist, einen Begründungsrahmen für das praktische methodische Vor-
gehen innerhalb des Forschungsvorhabens zu schaffen.

2.3.2 Erfassung von Lebensqualität und Wohlbefinden in der stationären Al-
tenhilfe

Zur Erfassung der Lebensqualität und des Wohlbefindens bei Demenzerkrankten
sind eine Vielzahl an Instrumenten entwickelt worden, welche die besondere Lebenssituation erfassen und dazu geeignet sind, Wirkungen von Interventionen zu
prüfen. Es werden hierbei grundsätzlich drei Arten der Datenerhebung unterschieden – die Selbsteinschätzung, die Fremdeinschätzung und die Beobachtung (MDS

2009, 17). Wie oben bereits erwähnt, ist die Selbsteinschätzung bei leichter bis mittelschwerer Demenz noch möglich, dabei stellen jedoch nicht der Grad der Demenz an sich, sondern die Sprachfähigkeit, Aufmerksamkeit und Orientierung die limitierenden Faktoren dar. Im Stadium der schweren Demenz kommt es hierbei zu beträchtlichen Einbußen. Selai (2001) merkt schon früh dazu an, dass die Daten in dieser Phase häufig nur noch durch Stellvertreter und/oder Beobachtungen erhoben werden können (Selai 2001, 753). In Übersichtsarbeiten von Ettema et al. (2005) und Hampel (2006) werden eine Vielzahl an Instrumente zur Messung der Lebensqualität vorgestellt, welche alle validiert sind. Jedoch werden diese hauptsächlich im angloamerikanischen Raum eingesetzt (Ettema et al. 2005, 679; Hampel 2006, 34-63). Für den deutschsprachigen Raum haben sich zwei Instrumente etabliert: das Heidelberger Instrument zur Erfassung der Lebensqualität demenzkranker Menschen (H.I.L.D.E), welches in Deutschland entwickelt wurde, und Dementia Care Mapping (DCM), welches aus dem Englischen übersetzt, validiert und seit den neunziger Jahren in Deutschland eingeführt wurde. Im Folgenden werden diese Instrumente vorgestellt, hierbei liegt das Augenmerk insbesondere auf der Art der Erfassung von Lebensqualität.

Heidelberger Instrument zur Erfassung der Lebensqualität demenzkranker Menschen (H.I.L.D.E)

Das Instrument H.I.L.D.E ist im Jahr 2003 am Institut für Gerontologie der Universität Heidelberg aus einem Forschungsprojekt heraus im Auftrag des Bundesministeriums für Familie, Senioren, Frauen und Jugend entwickelt worden (Kirchhoff-Rhode 2013, 33). Zielsetzung war, ein multidimensionales und praxistaugliches Instrument zur Erfassung der Lebensqualität demenzerkrankter Menschen in allen Demenzstadien, unabhängig von den verschiedenen Demenzformen, in stationären Einrichtungen zu entwickeln (Becker et al. 2005, 109). Dabei liegt die Grundlage für das Verständnis von Lebensqualität in dem Modell nach Lawton (s.o.), welches vier Dimensionen von Lebensqualität differenziert (ebd., 109). Becker et al. haben dieses Modell erweitert bzw. spezifiziert und unterscheiden zwischen personalen und umweltbezogenen (physikalischen, sozialen und infrastrukturellen) Ressourcen für Lebensqualität (Becker et al. 2010, 140). Aus dieser theoretischen Konzeption wurde eine größere Anzahl von Dimensionen abgeleitet, welche sich im Sinne eines umfassenden Assessments nutzen lassen (Becker et al 2011, 23).

Abbildung 5: Dimensionen der Lebensqualität Demenzkranker in H.I.L.D.E

Räumliche Umwelt	Betreuungs- qualität	Verhaltens- kompetenz	Medizinisch- funktionaler Status	Subjektives Erleben und emotionale Befindlichkeit
Besonder- heiten der räumlichen Umwelt	Merkmale der infra- strukturellen Umwelt: Versorgung durch Ärzte und Pflege, Qualifikation, Alltags- gestaltung	ADL / IADL Verbale Fähigkeiten Nonverbale Fähigkeiten	Medizinischer Status Allgemeinzustand Ernährungszustand	Emotionale Befindlichkeit Subjektives Erleben der räumlichen Umwelt
Soziale Umwelt			Kognitiver Status	Subjektives Erleben der sozialen Umwelt
Art und Struktur sozialer Kontakte			Psychopathologie Verhaltens- auffälligkeiten	

(Becker et al. 2005, 109)

Mittels einer Fremdeinschätzung, welche die individuelle Erfahrung und Retroper- spektive von Bezugspflegepersonen umfasst, wird die Lebensqualität eingeschätzt. Das ressourcenorientierte Instrument ist so breit angelegt, dass die Lebensqualität von Heimbewohnern in allen Krankheitsstadien der Demenz bzw. mit unterschiedli- chen erhaltenen Kompetenzen erfasst werden kann. Dabei wird die Erfassung und Einschätzung im günstigsten Fall von derjenigen Bezugspflegeperson vorgenom- men, welche die beste Kenntnis der gegenwärtigen Lebenslage des Bewohners be- sitzt. Jedoch ist es möglich, dass, auch wenn die Verantwortung für die bestmögli- che Einschätzung bei dieser einen Pflegeperson liegen sollte, Rücksprachen mit dem Pflegeteam helfen können, Unsicherheiten zu klären und zu einer fundierten Einschätzung zu gelangen. Das Entwicklungsteam weist darauf hin, dass der Ein- satz von H.I.L.DE. durch examinierte Pflegepersonen wünschenswert ist, um eine maximale Qualität der Erfassung und einen optimalen Wirkungsgrad des Assess- ments zu sichern (Becker et a. 2010, 147-148). Wegen der Umfänglichkeit des In- strumentes wird an dieser Stelle darauf verzichtet, die einzelnen Dimensionen ausführlich darzustellen. Jedoch soll an dieser Stelle explizit auf die Erfassung der jeweiligen Parameter eingegangen werden. Dazu wird in Abbildung 6 die Erfassungsart dargestellt.

Abbildung 6: Erfassungsart der inhaltlichen Dimensionen des Instrumentes H.I.L.D.E

Inhaltliche Dimension	Erfassungsart
Medizinische Betreuung und Schmerzerleben	Beobachtung
	Befragung
Räumliche Umwelt	Beobachtung
Aktivitäten des Bewohners	Beobachtung
Soziales Bezugssystem	Beobachtung
	Befragung
	Datenanalyse
Emotionalität	Beobachtung
Kompetenzprofil des Bewohners	Beobachtung

(eigene Darstellung)

Der Darstellung ist hierbei deutlich zu entnehmen, dass die Erfassungsart „Beobachtung" am häufigsten zum Tragen kommt. Wie oben bereits dargestellt, ist es durch die verminderte Sprach- und Ausdruckskompetenz nicht immer möglich, die Lebensqualität mittels Befragung einzuschätzen. H.I.L.D.E bietet innerhalb dieses Instrumentes einen sehr umfassenden Weg und die Möglichkeit einer detaillierten Erfassung der subjektiv erlebten Lebensqualität demenzkranker Menschen in stationären Einrichtungen der Altenpflege, die den Anforderungen eines ganzheitlichen Menschenbildes gerecht wird (Becker et al. 2010, 153).

Dementia Care Mapping (DCM)

Dementia Care Mapping wurde 1992 in England an der Bradford-Universität von Tom Kitwood und Kathleen Bredin entwickelt. Das werteorientierte Verfahren wurde ins Deutsche übersetzt, geschützt und in den neunziger Jahren von Christian Müller-Hergl in Deutschland eingeführt (Werner 2014, 58). Das Verfahren stützt sich

dabei auf den theoriegestützten Ansatz der Personenzentrierung. Das übergeord-
nete Ziel einer personenzentrierten Pflege besteht darin, das Personsein von Menschen mit Demenz zu fördern oder, wenn nötig, wiederherzustellen (Welling 2004,
2). Kitwood definiert Personsein als „…Stand oder Status, der dem einzelnen Menschen im Kontext von Beziehungen und sozialem Sein von anderen verliehen wird.
Er impliziert Anerkennung, Respekt und Vertrauen." (Kitwood 20016, 27) Die Bradford Dementia Group erweitert das Personsein auf die Kognition, Gefühle, Handlungen, Zugehörigkeit, Bindung an andere Personen und Identität (Bradford Dementia
Group 1997 in Welling 2004, 2). Dabei setzt Kitwood den Erhalt des Personseins
mit Wohlbefinden gleich. Er vertritt die Ansicht, dass auch Menschen mit Demenz
Wohlbefinden empfinden, wenn sie über vier grundlegende Empfindungszustände
verfügen: das Gefühl, etwas wert zu sein; das Gefühl, etwas tun und bewirken zu
können; das Gefühl, Kontakt zu anderen Menschen zu haben und das Gefühl von
Sicherheit, Urvertrauen und Hoffnung (Kitwood 2016, 41). DCM ist ein strukturiertes
Beobachtungsverfahren, das bei leichter bis schwerer Demenz angewandt werden
kann und für die Verwendung in (teil-)stationären Einrichtungen konzipiert ist (MDS
2009, 20). Hierbei beruht es unter Anwendung einer Kombination von Empathie und
Beobachtungsgabe auf dem Versuch, den Standpunkt einer dementen Person ein-
zunehmen und liefert Erkenntnisse zu Wohlbefinden, Aktivität und der Beziehungs-
qualität (Kitwood 2016, 29).

Die Beobachtenden werden in diesem Verfahren als „Mapper" bezeichnet und gewinnen ihre Daten nur mithilfe der teilnehmenden Beobachtung. Dabei beobachten
sie das Verhalten von Demenzbetroffenen über einen Zeitraum von bis zu sechs
Stunden und ordnen ihre Beobachtungen in 24 unterschiedliche Kategorien. Der
Verhaltenskatalog umfasst Aktivitäten von Interaktion über passive Teilnahme und
repetitive Selbststimulation bis hin zum Schlafen (Riesner 2014, 37ff.). Nach Been-
digung der Beobachtungen werden die Kategorien systematisiert und es wird her-
ausgefiltert, welches häufig vorkommende sind. Dabei werden Werte ermittelt, anhand welcher das Wohlbefinden eingeschätzt werden kann. Die Beobachtungsre-
geln sind dabei darauf ausgerichtet, den Pflegeprozess zu beobachten, ihn werte-
orientiert abzubilden und Wege der Verbesserung der Lebensqualität der Menschen
mit Demenz erkennbar werden zu lassen (MDS 2009, 22).

Der in der Betreuung und Pflege zentrale Part der sozialen Umwelt von stationär
lebenden Demenzerkrankten, nämlich die Pflegeperson selbst, wird als Trägerin

von Fachkompetenz und -wissen betrachtet (Blaser et al 2015, 153). Anhand dieses Fachwissens gilt es für sie einzuschätzen, in welchem emotionalen und körperlichen Zustand sich ein Bewohner befindet, um ganz individuelle Pflege gewährleisten zu können (ebd., 156). Ausgehend von den hier dargestellten Methoden zur Einschätzung der Lebensqualität und des Wohlbefindens lässt sich festhalten, dass sich die Beobachtung als Instrument zur Einschätzung der Lebensqualität und des Wohlbefindens durchaus etabliert hat. Reine Beobachtungsverfahren werfen jedoch die Frage auf, wie sich Subjektivität des Beobachters kontrollieren (validieren) lässt, um Projektionen entgegen zu wirken. Riesner (2014) hält fest, dass dies niemals ganz auszuschließen ist, es jedoch über festes Regelwerk und Methodiken gelingen kann, Objektivität zu gewährleisten (Riesner 2014, 20). Für die Beobachtung an sich spricht jedoch, dass wenn bei Menschen mit Demenz eine geringe Introspektionsfähigkeit auf dem Hintergrund mangelnder Fähigkeit zur Selbstvergewisserung und umfassender Einbrüche im sprachlichen Bereich vorliegt, das Wohlbefinden eher durch die Beobachtung ermittelt werden kann (Held 2013, 48). Zudem wirft Demenz, verstanden als dissoziativer, diskontinuierlicher Zustand, die Frage nach der Belastbarkeitsgrenze für Befragungen auf: die Ergründung des Willens, das Anbieten von Auswahlmöglichkeiten und die Befragung zur Befindlichkeit können Angst und Leiden auch verstärken (Riesner 2014, 20). Auf Grundlage dieser Annahmen werden für das vorliegende Forschungsvorhaben die Beobachtungen der Pflegenden zur Beantwortung des zu erforschenden Gegenstandes – der Wirkung von Musikinterventionen auf PflegeheimbewohnerInnen mit Demenz – als eine adäquate Methode angesehen.

3 Forschungsdesign

In diesem Kapitel wird zunächst ein wissenschaftstheoretischer Diskurs geführt, um das Vorgehen aus qualitativer Forschungsperspektive begründen zu können. Dabei wird danach auf die der Forschungsarbeit zugrundeliegenden Gütekriterien eingegangen. Das Kapitel der Methoden der Datenerhebung stellt ausführlich das Vorgehen bei der Erhebungsmethode, dem Feldzugang und der Stichprobe, der Entwicklung des Interviewleitfadens, dem Pretest, der Durchführung der Interviews sowie zugrundeliegende forschungsethische Grundsätze dar. Fortfolgend wird innerhalb des Kapitels der Methoden der Auswertung auf die Transkription der Interviews eingegangen, um im Anschluss die qualitative Inhaltsanalyse nach Mayring darzustellen und abschließend das Vorgehen bei der Datenauswertung der Interviews zu beschreiben.

3.1 Wissenschaftstheoretischer Diskurs

3.1.1 Qualitative Sozialforschung

Im Zentrum der vorliegenden Arbeit liegt das Interesse, explorativ zu erheben, wie Pflegende die Wirkung von Musikinterventionen auf demenzerkrankte PflegeheimbewohnerInnen wahrnehmen. Im Gegensatz zu der Vielzahl an bestehenden quantitativen Studien wird hierfür ein qualitativer Ansatz gewählt. Dies begründet sich zunächst in der Zielsetzung der Forschungsarbeit, welche sich auf die Wahrnehmungen der Pflegenden fokussiert. Hierbei ist eine Forschungsstrategie gefragt, welche genaue und dichte Beschreibungen liefert und dabei die Sichtweise der beteiligten Akteure in den Blick nimmt. Qualitative Forschung setzt dabei mit ihrem Erkenntnisprinzip am Verstehen subjektiver Sichtweisen oder sozialer Kontexte an (Flick, v. Kardorff und Steinke 2015, 17). Es geht ihr zudem darum, subjektive Konstruktionen von Wirklichkeit zu rekonstruieren, um Handlungen, Haltungen und Interaktionen, die auf diesen Konstrukten aufbauen, verstehen und erklären zu können (Friebertshäuser und Langer 2013, 437). Zudem ermöglicht die qualitative Forschung eine Öffnung der Perspektive auf das Krankheitserleben und schafft damit

© Springer Fachmedien Wiesbaden GmbH, ein Teil von Springer Nature 2019
A. Kersten, *Musikinterventionen und Demenz*, Best of Pflege,
https://doi.org/10.1007/978-3-658-26066-8_3

die Grundlage für das konkrete pflegerische Handeln. Die Verbesserung der Lebensqualität der Betroffenen kann nur dann erfolgen, wenn man neben dem Wissen über Effekte und Wirkungsweisen therapeutischer Verfahren auch Kenntnisse über die subjektiven Werte und Erfahrungen im Umgang mit Krankheit besitzt. Dabei hält mit der qualitativen Forschung die subjektive Perspektive Einzug in die wissenschaftliche Betrachtungsweise der Pflege, wie etwa dem Erleben von Krankheit, Beeinträchtigungen und Behinderung (Mayer 2015, 118).

Qualitative Forschung zeichnet sich durch unterschiedliche Forschungsansätze aus, welche sich in ihren theoretischen Annahmen, dem Gegenstandsverständnis und dem methodischen Fokus unterscheiden (Flick, v. Kardorff und Steinke 2015, 18). Die Autoren benennen drei Hauptlinien, welche im Forschungsparadigma zu finden sind: der symbolische Interaktionismus und die Phänomenologie, die Ethnomethodologie und der Konstruktivismus sowie strukturalistische oder psychoanalytische Positionen. Erstere gehen eher der subjektiven Bedeutung und individuellen Sinnzuschreibung nach, die Ethnomethodologie und der Konstruktivismus sind an den Routinen des Alltags und der Herstellung sozialer Wirklichkeit interessiert. Und zuletzt gehen strukturalistische oder psychoanalytische Positionen von der Annahme latenter sozialer Konfigurationen sowie unbewussten psychischen Strukturen und Mechanismen aus (Flick, v. Kardorff und Steinke 2015, 18).

Die vorliegende Untersuchung möchte aus phänomenologischer Forschungsperspektive beleuchten, wie Pflegende die Wirkung von Musikinterventionen auf demenzerkrankte PflegeheimbewohnerInnen wahrnehmen. Die phänomenologische Forschung hat ihren Ursprung in der Philosophie und baut vor allem auf den Werken von Edmund Husserl, Martin Heidegger und Hans-Georg Gadamer auf (Mayer 2015, 107). Dabei ist die Phänomenologie die „Lehre von den konkreten Erscheinungen, die Lehre vom menschlichen Sein" (ebd., 107). Das Ziel der phänomenologischen Forschung ist es hierbei, die Erfahrungen und Erlebnisse von Menschen und deren Bedeutung in ihrer Eigenwelt zu verstehen. Daher sollen die Phänomene so beschrieben werden, wie sie (für den Einzelnen) sind, und nicht, wie sie aufgrund von Vorkenntnissen oder Vorurteilen in der Theorie erscheinen mögen (Lamnek und Krell 2016, 58). Die Wahl dieser Methode erfolgt auch insbesondere dann, wenn spezielle Aspekte des Alltagslebens einer spezifischen Gruppe oder eines Individuums untersucht werden soll (Mayer 2015, 109). In der vorliegenden Untersuchung

eignet sich diese Methode deshalb besonders, weil eben genau dieses Alltagserle-
ben der Pflegenden zur Wahrnehmung der Musik auf die PflegeheimbewohnerInnen untersucht und dargestellt werden soll. Dabei sollen die Erfahrungen und Erlebnisse der Pflegenden mit den Musikinterventionen und den PflegeheimbewohnerInnen in den Fokus genommen werden, um so einen Einblick in die (Er-)Lebens-
welt und deren Bedeutung für die Pflegende und die PflegeheimbewohnerInnen zu
gewinnen.

3.1.2 Gütekriterien

Um die Qualität des Weges der wissenschaftlichen Erkenntnisgewinnung durch bestimmte Methoden feststellen zu können, sind generelle Kriterien nötig, welche die
unterschiedlichen Aspekte aller Methoden vor einem bestimmten wissenschaftstheoretischen Hintergrund erfassen und untereinander vergleichbar machen (Lamnek
und Krell 2016, 141). Dabei besteht gegenwärtig in der qualitativen Methodologie
die Herausforderung über gemeinsame Standards (Przyborski und Wohlraab-Sahr
2014, 21). Nach Steinke (2015) haben sich bis heute drei gegensätzliche Positionen
manifestiert:

- Die traditionellen Kriterien der quantitativen Forschung (Objektivität, Reliabilität,
  Validität) werden übernommen, angepasst, reformuliert und operationalisiert.

- Es erfolgt eine postmoderne Ablehnung jeglicher Kriterien.

- Die methodologischen, wissenschaftstheoretischen und methodischen Besonderheiten qualitativer Forschung werden als Ausgangspunkt für die Generierung
  eigener, geeigneter Kriterien genommen.

(Steinke 2015, 320)

Die größte Akzeptanz findet hierbei sowohl in der qualitativen Sozial- als auch Ge-
sundheitsforschung die Entwicklung eigener Kriterien, um die Güte zu beschreiben
und zu messen. Dabei finden sich in der wissenschaftlichen Auseinandersetzung
durchaus unterschiedliche Konzepte (Lamnek und Krell 2016, 142; Mayer 2015,

112). Generell sollen diese Kriterien, je nach Fragestellung, Gegenstand und verwendeter Methode, jeweils untersuchungsspezifisch angewendet bzw. ergänzt werden (Steinke 2015, 322). Die vorliegende Arbeit orientiert sich an den von Steinke entwickelten folgenden sieben Kriterien:

- Intersubjektive Nachvollziehbarkeit
- Indikation des Forschungsprozesses
- Empirische Verankerung
- Limitation
- Kohärenz
- Relevanz
- Reflektierte Subjektivität

(Steinke 2015, 325)

In Kapitel 6.1 werden diese Gütekriterien nochmals aufgegriffen und anhand ihrer der Forschungsprozess eingeschätzt und reflektiert.

3.2 Methoden der Datenerhebung

3.2.1 Erhebungsmethode- Das leitfadengestützte Experteninterview

Bei der Auswahl der Interviewpartner wurde gemäß der Relevanz und der Zielsetzung des Forschungsvorhabens eine bestimmte Berufsgruppe gewählt, die der Pflegenden. Aufgrund des intensiven Kontaktes und einer daraus resultierenden engen Beziehung zwischen Pflegekraft und PflegeheimbewohnerInnen, ist es den Pflegenden aufgrund ihrer pflegerischen Expertise möglich, das Befinden und Verhalten der PflegeheimbewohnerInnen aus einer professionellen Perspektive heraus einzuschätzen (Pohlmann 2006, 157). Wird von einer professionellen Perspektive gesprochen, welche eine bestimmte Gruppe einnimmt, können sie aufgrund des ihnen zugeschriebenen Status' als ExpertInnen bezeichnet werden (Helfferich 2015, 570). In der qualitativen Sozialforschung hat sich jedoch ein langer Diskurs darüber entwickelt, wer als Experte im Sinne von Experteninterviews bezeichnet werden kann, und welche Rolle der sozial zugeschriebene Status „Experte/Expertin" oder die faktisch berufliche Position spielen soll (ebd., 570).

Zunächst hat sich die Position manifestiert, dass ein Experte eine Person ist, welche in einem bestimmten Kontext über besonderes Wissen verfügt (Gläser und Laudel 2010, 11). Dieses Wissen basiert auf die eigene Aktivität in diesem Bereich. Da argumentiert werden kann, dass jeder Mensch Experte für zumindest sein eigenes Leben ist und dementsprechend auch Wissen darüber hat, muss der Begriff hier deutlich vom Alltagswissen abgegrenzt werden (Bogner, Littig und Menz 2009, 38). Somit wird der Begriff zunächst erweitert um den Aspekt, dass ExpertInnen große Anteile an vortheoretischen (Erfahrungs-)Wissen mitbringen (ebd., 51). Zudem wird es nun häufig mit einer institutionalisierten Zugehörigkeit verknüpft (Misoch 2015, 121). Damit kann die Differenzierung zwischen Alltagswissen und Expertenwissen deutlich aufgezeigt werden. Durchgesetzt und anerkannt ist die Definition nach Przyborski und Wohlrab-Sahr (2014), welche Experten als Personen bezeichnen „die über eine spezifisches Rollenwissen verfügen, solches zugeschrieben bekommen und eine darauf basierende Kompetenz für sich selbst in Anspruch nehmen" (Przyborski und Wohlrab-Sahr 2014, 121). Hierbei definieren sie zusätzlich, dass Expertenwissen in drei verschiedenen Formen beschrieben werden kann. Erstens das Betriebswissen, das Abläufe, Regeln und Mechanismen in institutionalisierten Zusammenhängen darstellt und deren Repräsentanten die Experten sind. Zweitens Deutungswissen, in dem die Deutungsmacht der Experten als Akteure in einer bestimmten Diskursarena zum Ausdruck kommt. Und drittens das Kontextwissen über andere im Zentrum der Untersuchung stehenden Bereiche (Przyborski und Wohlrab-Sahr 2014, 121). Diese Bereiche können sich verschränken, sind jedoch analytisch zu unterscheiden.

Im vorliegenden Forschungsvorhaben bezieht sich das Erkenntnisinteresse auf das Kontextwissen im Rahmen einer primär auf andere Personengruppen und Sachverhalte abstellenden Untersuchung (ebd., 120). Dabei stehen die Pflegenden als ExpertInnen für Beobachtungen bezüglich des Verhaltens von demenzerkrankten PflegeheimbewohnerInnen und in Hinblick auf eben Änderungen bezüglich des Verhaltens durch Musikinterventionen. Dies nutzend und daraus ableitend sollen mögliche Rückschlüsse auf das Wohlbefinden und die Lebensqualität gezogen werden. Methodisch wird hierbei auf das Instrument des Leitfadens zurückgegriffen. Das

Leitfadeninterview zeigt die nötige Passung, um zielführend praxis- und erfahrungs-
bezogenes Wissen der ExpertInnen zu erheben (Przyborski und Wohlrab-Sahr
2014, 121; Helfferich 2014, 571). In Kapitel 3.2.3 wird ausführlicher auf die Entwicklung des Interviewleitfadens eingegangen.

3.2.2 Feldzugang und Stichprobe

Der Feldzugang erfolgte über das Projekt „Singendes, klingendes Pflegeheim". Von
den Projektleitenden war im Vorfeld eine qualitative Erhebung zu den Wirkweisen
von Musikinterventionen gewünscht worden, welche innerhalb der Masterarbeit realisiert werden soll. Nach einer Vorbesprechung zum Rahmen und Ablauf der Masterarbeit wurde im Vorfeld im Rahmen der Projektvorstellung für die Mitarbeitenden
der Domus-Wohngruppe ein erster Zugang geschaffen, die Forschende konnte sich
und das Forschungsvorhaben im Rahmen der Masterarbeit vorstellen. Die Pflege-
dienstleitung sowie auch die Stationsleitung Wurden über das Vorhaben informiert,
es gab keine Einwände. Durch eine regelmäßige Teilnahme an den Teamsitzungen
des Wohnbereiches konnte der Kontakt zu dem Personal erreicht und vertieft werden.

Dem Forschungsziel entsprechend, umfasst die Stichprobe Pflegefachkräfte. Entsprechend der Verordnung des Sozialministeriums über personelle Anforderungen
für stationäre Einrichtungen in Baden-Württemberg (Landespersonalverordnung –
LpersVO) §7 – diese gilt auch für Pflegeheime – dürfen Pflege- und Betreuungsauf-
gaben in stationären Einrichtungen nur durch für diese Tätigkeiten befähigte Fachkräfte oder unter fachlicher Anleitung und Kontrolle der Fachkräfte erbracht werden
(Sozialministerium 2015). Als Pflegefachkraft wird bezeichnet, wer eine mindestens
dreijährige Berufsausbildung mit staatlich anerkanntem Abschluss oder ein abge-
schlossenes Studium nachweisen kann. Hierunter fallen die Berufsbezeichnungen
AltenpflegerIn, Gesundheits- und KrankenpflegerIn oder Gesundheits- und Kinder-
krankenpflegerIn. Der Aufgabenbereich umfasst nach §9 Abs. 2 LPersVO neben
der Erstellung und Überwachung der Pflegeprozessplanung auch die Beratung der
Pflegebedürftigen und deren Angehörigen, die Kommunikation mit Ärzten, Maßnah-

men der Behandlungspflege, Entscheidungen zu freiheitsentziehenden Maßnahmen sowie die Überwachung pflegerischer Tätigkeiten von Hilfskräften und Schü-
lern.

Nach Vorgaben des Wohn-, Teilhabe-, und Pflegegesetzes des Landes Baden-
Württemberg (WTPG) § 10 Abs. 3 Nr. 4 Satz 1 ist eine Fachkraftquote von 50% der
Beschäftigten für pflegende und betreuende Tätigkeiten vorgesehen. Neben den
Pflegefachkräften werden die anderen 50% von Assistenzkräften gestellt. Dies können Alltagsbetreuer (mit zweijähriger Ausbildung), AltenpflegehelferInnen, Gesund-
heits- und KrankenpflegehelferInnen, HeilerziehungsassistenInnen, Heilerzie-
hungshelferInnen oder PflegeassistentInnen sein. Für die pflegerische Betreuung in
der Altenpflege zeigt sich somit ein Qualifikationsmix, in welchem einerseits die Pflegefachkräfte primär für behandlungspflegerische Aspekte zuständig sind. Anderer-
seits leisten die Assistenzkräfte einen wertvollen Beitrag zur Unterstützung der Pflegefachkräfte, sie übernehmen aber auch individualisierte Pflegemaßnahmen zur
Förderung der Ressourcen von Betroffenen und zur Prävention von Pflegebedürftigkeit oder Maßnahmen zur Betreuung von Betroffenen, die aufgrund demenzieller
Erkrankungen in ihrer Alltagskompetenz eingeschränkt sind. Zudem wirken sie bei
der Strukturierung von Tagesabläufen und bei der Gestaltung von Freizeit- und Be-
schäftigungsangeboten mit (Innes 2014, 62; Muths und Darmann-Finck 2013, 4).

Für die Befragung der vorliegenden Arbeit haben sich drei der fünf Pflegefachkräfte,
dies entspricht 60% aller Pflegefachkräfte dieses Wohnbereiches, bereit erklärt mit-
zuwirken. Zunächst war es Ziel, alle Befragten aus dem Bereich der Pflegefachkräfte zu gewinnen. Da sich dies nicht realisieren ließ, konnte noch eine Assistenz-
kraft gewonnen werden. Dies lässt sich vor dem oben dargestellten Hintergrund
rechtfertigen, da auch die Assistenzkräfte einen engen Zugang zu den Pflegebedürftigen haben und zudem auch an der direkten Strukturierung der Tagesabläufe
eingebunden sind und am gesamten Versorgungsprozess beteiligt sind. Aufgrund
des Qualifikationsmixes wird zur sprachlichen Vereinfachung und zum Einschluss
beider Berufsbezeichnungen im Folgenden der Begriff „Pflege(fach)kraft" verwendet.

Die Stichprobe weist folgende Merkmale auf:

-   Der Beschäftigungsumfang lag zwischen 50 und 100%.

-   Das Durchschnittsalter der Befragten lag bei 38,5 Jahren.

-   Die Berufserfahrung variierte zwischen sieben und 29 Jahren und betrug im Durchschnitt 15,5 Jahre.

-   Es nahmen AltenpflegerInnen, Gesundheits- und KrankenpflegerInnen sowie AltenpflegehelferInnen teil.

-   Es wurden sowohl Frauen als auch Männer interviewt, die genaue Verteilung wird jedoch aus Gründen der Anonymisierung nicht offengelegt.

3.2.3 Entwicklung des Interviewleitfadens

Experteninterviews werden häufig als leitfadengesteuerte Interviews realisiert, da sie thematisch strukturiert sind und anhand erzählgenerierenden Fragen versuchen, konkrete Themenbereiche zu untersuchen, die den speziellen Wissensbeständen der ExpertInnen zugerechnet werden können (Misoch 2015, 124). Für die geplanten Befragungen wird hierbei ein Interviewleitfaden entwickelt, der allen Interviews zugrunde gelegt wird. Damit sind die einzelnen Interviews gut vergleichbar, weil die Erhebungssituation sich ähnelt, da gleiche Fragen gestellt werden (Helfferich 2014, 565). Dennoch lässt er genügend Spielraum, spontan aus der Interviewsituation heraus neue Fragen und Themen einzubeziehen oder auch bei der Interviewauswertung Fragen herauszufiltern, welche bei der Leitfadenkonzeption nicht antizipiert wurden (Bortz und Döring 2015, 314). Die Entwicklung des Leitfadens orientiert sich in dieser Arbeit an dem SPSS-Schema nach Helfferich (2005), welches vier Schritte – Sammeln, Prüfen, Sortieren und Subsumieren – vorsieht:

S – Sammeln von möglichst vielen Fragen

P – Prüfen: Durcharbeiten der gesammelten Fragen unter Aspekten des Vorwissens und der Offenheit mit dem Ziel der Reduzierung und Strukturierung

S – Sortieren der verbleibenden Fragen nach inhaltlichen Aspekten

S – Subsumieren der Einzelaspekte unter einfachen Erzählaufforderungen

(Helfferich 2005 in Lamnek und Krell 2016, 334)

Hierbei wird empfohlen, maximal vier Erzählaufforderungen vorzusehen, die unterschiedlichen thematischen Frageblöcken entsprechen. Zusätzlich muss der Leitfaden übersichtlich und großzügig gestaltet werden, was der Praktikabilität für den Interviewenden nutzt (Lamnek und Krell 2016, 334).

Der Leitfaden (Anhang 1) wurde basierend auf den Erkenntnissen der bis dahin erfolgten Literaturrecherche generiert. Dabei basiert die Strukturierung zunächst auf der klassischen Folge von Einleitung, Hauptteil und Schluss (Gläser und Laudel 2010, 144). Mit zwei zur Auswahl stehenden Fragen zur Thematik wurde versucht, einen passenden Einstieg in die Thematik zu finden. Darauffolgend ergaben sich drei thematische Fragenblöcke, welche jeweils mit einer Hauptfrage beginnen, um den Erzählfluss zu generieren. Falls sich dies als schwierig erweist, wurden Unterfragen entwickelt, um hier Erzählaufforderungen einfließen lassen zu können. Durch den Interviewleitfaden konnte die Einhaltung einer Grundstruktur im Gespräch unterstützt und relevante thematische Felder, die der Forschungsfrage implizit sind, angesprochen werden.

3.2.4 Pretest

In der wissenschaftlichen Forschung ist das Vorabtesten der einzusetzenden Instrumente schon seit langem Usus. Ziel der Testung ist es, den erarbeiteten Leitfaden, den darzubietenden Stimulus und das Verhalten des Interviewenden einer empirischen Prüfung zu unterziehen (Misoch 2015, 145). Da der Pretest als Instrument der Qualitätskontrolle und -verbesserung in der empirischen Sozialforschung dient, müssen die Ergebnisse auch umgesetzt werden, also Fragen umformuliert oder Antwortkategorien verändert werden (Weichbild 2014, 303). Des Weiteren sehen die Qualitätskriterien zur Testung des Fragebogens vor, diesen unter Feldbedingungen, d. h. innerhalb der geplanten Zielgruppe und der intendierten Grundgesamtheit sowie unter den geplanten Bedingungen zu testen (ebd., 302). Der Leitfaden wurde in mehreren Stufen entwickelt. Zunächst wurde die erste Version der betreuenden Hochschullehrerin mit der Bitte um Korrektur und Ergänzung vorgelegt. Die daraus erfolgten Anmerkungen wurden in den Leitfaden eingearbeitet. Da es aufgrund der geringen Größe der Grundgesamtheit nicht möglich war, den Interviewleitfaden innerhalb der geplanten Zielgruppe zu testen, wurde die zweite Version mit einer Probandin aus demselben Berufszweig (Pflegefachkraft) mit Berufserfahrung in dem zu testenden Setting durchgeführt. Hierbei lag das Augenmerk verstärkt auf dem zeitlichen Rahmen, der Verständlichkeit der Fragen sowie Ergänzungen zu relevanten Themen. Dabei ergaben sich einige Verbesserungen, welche in den Leitfaden eingearbeitet wurden. Zusätzlich wurde diese Version der Projektleitung des Wohlfahrtswerkes vorgelegt und Änderungen berücksichtigt. Insgesamt gehörten dazu die Ergänzung von Fragen, Veränderungen bezüglich der Verständlichkeit in Alltagssprache einzuarbeiten, Fragestellungen kürzer bzw. ausführlicher zu gestalten und zur besseren Handhabbarkeit des Leitfadens für die Forschende das Hinzufügen von Schlagwörtern zu den jeweiligen Fragenkomplexen. Zudem konnten beim Pretest wertvolle Erfahrungen zur Interviewführung gewonnen werden.

3.2.5 Durchführung der Interviews – Datenerhebung

Die Interviewteilnehmenden wurden im Vorfeld innerhalb persönlicher Gespräche über das Vorhaben aufgeklärt und erhielten zusätzlich ein Informationsblatt mit den nötigen Informationen und Daten der Forschenden (Anhang 2). Nach Zusage zur Befragung wurden die Termine mündlich vereinbart. Den Ort der Durchführung konnten die Teilnehmenden selbst wählen, die Forschende machte selbst auch Angebote wie einen Tagesraum innerhalb der Einrichtung oder einen öffentlichen Ort. Alle Teilnehmenden haben sich dazu entschieden, das Interview in dem Pausenraum der Wohneinheit durchzuführen. Durch die jeweils gewählten Uhrzeiten kam es bei keinem der vier Interviews zu Störungen oder Unterbrechungen. Zwei der Teilnehmenden hatten sich dazu entschieden, das Interview gleichzeitig durchführen zu wollen – dieser Wunsch wurde respektiert. Die Bedenken der Forschenden bezüglich etwaiger kommunikativer Probleme bestätigten sich nicht. Beide Interviewteilnehmenden kamen zu den jeweiligen Fragestellungen zu Wort, konnten sich ergänzen und haben neue Aspekte eingebracht.

Allen Interviewteilnehmenden wurde zu Beginn der Interviews die Einverständniserklärung erklärt und vorgelegt. Hierbei wurde nochmals explizit darauf verwiesen, dass es die Möglichkeit gibt, auf Fragen nicht zu antworten und dass das Interview auch jederzeit abgebrochen werden könne (Anhang 3). Auch die Anonymisierung der Daten, welche den Teilnehmenden sehr wichtig war, sowie der Hinweis auf das Aufnahmegerät konnte hier nochmals erläutert und bestätigt werden. Die Teilnehmenden haben jeweils ein von der Forschenden unterschriebenes Exemplar der Einverständniserklärung erhalten, worauf für Rückfragen auch nochmals die Kontaktdaten der Forschenden vermerkt waren. Die Forschende selbst erhielt hat jeweils ein Exemplar mit der Unterschrift der Teilnehmenden.

Bei allen vier Interviews entwickelte sich sehr schnell eine entspannte, vertrauensvolle und angenehme Atmosphäre, was möglicherweise unter anderem nicht zuletzt daran lag, dass die Forschende und die Teilnehmenden sich durch unterschiedliche Vorarbeiten innerhalb des Projektes ein wenig kennen lernen konnten. Der Umgang miteinander war sehr respektvoll, den Teilnehmenden konnte viel Raum für ihre Ausführungen gegeben werden.

Im Anschluss an die Interviews wurde nochmals die Bestätigung zur Verwendung des Gesprochenen eingeholt. Die Teilnehmenden wurden zudem gebeten, das Datenblatt auszufüllen (Anhang 4). Kurz nach den jeweiligen Interviews wurde ein Gesprächsverlaufsplan angefertigt, um den Eindruck, die Atmosphäre und die Gesprächssituation festzuhalten. Die Interviews waren zwischen 25 und 50 Minuten lang.

3.2.6 Forschungsethische Grundsätze

Qualitative Forschung dringt tief in persönliche Bereiche der Befragten vor, wodurch ethische Aspekte eine besondere Bedeutung gewinnen (vgl. Flick 2015, 589). Das vorliegende Forschungsvorhaben arbeitet mit der Methode des Interviews – damit steht der Interviewte im Mittelpunkt des Forschungsvorhabens zum Erkenntnisgewinn. Um die Persönlichkeitsrechte des zu Interviewenden zu wahren, aber auch der Sensibilität der Thematik, auch bezüglich negativer Aspekte, gerecht zu werden, muss jegliche Forschung in diesem Sinne ethischen Richtlinien entsprechen. Hierbei wird sichergestellt, dass dem zu Interviewenden durch die Bereitschaft der Teilnahme an der Forschungsarbeit in keinerlei Form Schaden zugefügt wird (Misoch 2015, 15). Dazu sind von den unterschiedlichsten Vereinigungen Empfehlungen zur

Forschungsethik herausgegeben worden. Die American Nurses Association (ANA) veröffentliche 1968 die ersten eigenen Ethikrichtlinien für Pflegeforschung, an welche sich der international anerkannte und weitverbreitete Kodex für Ethik in der Pflegeforschung des International Council oft Nurses (ICN) 1985 anschloss (Mayer 2015, 62). Die Deutsche Gesellschaft für Pflegewissenschaft e.V. (DGP) hat für den deutschsprachigen Raum eine Empfehlung zur Forschungsethik verfasst und herausgegeben, um die Wahrung dieser Prinzipien innerhalb der Pflegeforschung zu gewährleisten (DGP 2016). Gemeinsam haben alle Ethikrichtlinien, dass sie auf dem Prinzip der biomedizinischen Ethik basieren, welche ihren Ursprung im Nürnberger Kodex haben (Mayer 2015, 62; Burns und Grove 2003, 186). Für die Durchführung und Auswertung qualitativer Interviews lassen sich sieben Punkte als ethische Grundprinzipien zusammenfassen (Abbildung 7).

Abbildung 7: Ethische Grundprinzipien

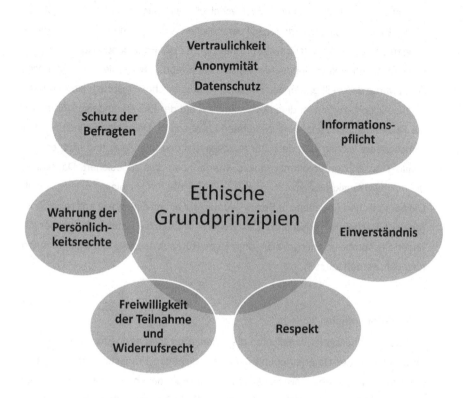

Vertraulichkeit
Anonymität
Datenschutz

Schutz der
Befragten

Informations-
pflicht

Ethische
Grundprinzipien

Wahrung der
Persönlich-
keitsrechte

Einverständnis

Freiwilligkeit
der Teilnahme
und
Widerrufsrecht

Respekt

(eigene Darstellung nach Misoch 2015, 18-20)

Im Folgenden wird der Umgang mit diesen, der Forschungsarbeit zugrundeliegenden, ethischen Prinzipen erläutert.

Vertraulichkeit, Anonymität und Datenschutz

Den InterviewteilnehmerInnen wird vor der Datenerhebung die Vertraulichkeit, sowie die Anonymität schriftlich zugesichert, da alle empirischen Daten zu jedem Zeitpunkt des Forschungsprozesses vertraulich und diskret behandelt werden müssen
(Misoch 2015, 19). Dabei ist es insbesondere beachtenswert, dass zu keinem Zeitpunkt eine Zuordnung von spezifischen Aussagen zu einer bestimmten Person

möglich ist, und auch bei kleiner Stichprobe gewährleistet sein muss, dass die Anonymität zu persönlichen Daten wie Geschlecht und Alter gewährt bleibt (Mayer
2015, 68). Ferner sind Unterlagen mit persönlichen Angaben und Tonbandaufzeich-
nungen an einem Ort aufzubewahren, welcher nur der Forschenden zugänglich ist
und von Ihr/ihm selbst eingesehen werden kann (ebd., 68). In dieser Forschungsarbeit wurde den Teilnehmenden zunächst im persönlichen Gespräch die Anonymität zugesichert, zudem ist dies auch schriftlich auf der Einverständniserklärung für
die Teilnehmenden zum Interview vermerkt (Anhang 3). Da es den Teilnehmenden
insbesondere wichtig war, dass nur Auszüge aus den Interviews und nicht die gesamte Transkription veröffentlicht wird, wurde ihnen dies zugesichert. Daher sind
die   Transkriptionen   nicht   Teil   dieser   Arbeit.
Die persönlichen Angaben zur Person wurden auf einem Datenblatt erfasst, dies ist
nur der Forschenden zugänglich. Des Weiteren wurden die Daten aufgrund der geringen Stichprobe so anonymisiert, dass keine Rückschlüsse auf einzelne Personen
gezogen werden können.

Informationspflicht

Der/die Forschende ist verpflichtet, die potentiellen InterviewpartnerInnen vor der
Durchführung der Datenerhebung über die relevanten Fragestellungen, Ziel und
Zweck des Vorgehens, sowie über das geplante Vorgehen zu informieren (Mayer
2015, 63; Misoch 2015, 19). Dazu gehört auch, die InterviewpartnerInnen über etwaige, durch die Befragung entstehenden Risiken aufzuklären. Generell soll dies
schriftlich und mündlich erfolgen. Dabei ist es wichtig, dass dies auf eine Art geschieht, die die Befragten verstehen und niemanden unter Druck setzten, sondern
Raum und die nötigen Informationen gibt, eine freiwillige Entscheidung zu treffen
(Mayer 2015, 63). Dies wurde dahingehend berücksichtigt, als dass den potentiellen
Interviewtpartnerinnen zunächst in einem persönlichen Gespräch das Vorhaben erläutert wurde und sie ein Informationsblatt (Anhang 1) dazu erhalten haben. Zudem
wurde vereinbart, dass die Forschende zu einem späteren Zeitpunkt nochmals auf
die Pflege(fach)kräfte zukomme, um nach der Bereitschaft zur Teilnahme zu fragen.
Es war den Befragten so möglich, sich ohne direkte Beeinflussung zu entscheiden.
Im Hinblick auf die Informationspflicht ist es möglich, dass das Phänomen der „sozialen Erwünschtheit" eintritt. Dies bedeutet, dass die Befragten im Interview jene

Antworten geben, von welchen sie annehmen, dass diese in der konkreten Situation sozial erwünscht seien (Misoch 2015, 19). Bedingt sein kann dies durch eine sehr umfassende und detaillierte Information über den Inhalt und die Vorgehensweise im Rahmen der Befragung (Mayer 2015, 66). Im Vorgehen bei der Rekrutierung der Teilnehmenden wurde zur Vermeidung dieses Aspektes versucht, das Vorgehen sowie die Informationen zum Inhalt der Befragung relativ offen und einfach darzulegen, auch das Informationsblatt war dementsprechend einfach gestaltet.

Einverständnis

Vor der Durchführung der Interviews muss der Forschende die Befragten über die Art und Weise der Aufzeichnung der Daten informieren und sich rückversichern, dass das Einverständnis dazu vorliegt (Misoch 2015, 20). Zudem muss ein generelles Einverständnis für die Durchführung des Interviews vorliegen (Mayer 2015, 64). Die Teilnehmenden wurden hierbei über die Verwendung eines Aufnahmegerätes sowie die Teilnahme am Interview aufgeklärt (Anhang 3) und ihr schriftliches Einverständnis eingeholt.

Respekt

Als Voraussetzung für eine gelingende und konstruktive Zusammenarbeit während des Interviews muss der Forschende während des gesamten Datenerhebungsprozesses nicht nur wertneutral bleiben, sondern auch trotz etwaiger innerer Abwehr gegenüber dem kommunizierten Inhalt des Interviewten professionell bleiben und den Interviewten respektvoll behandeln. Dieser Respekt ist die Voraussetzung zum Gelingen des Interviews, denn dies ist auch die Basis für das Vertrauen, welches unabdingbar ist, wenn ein tiefer Einblick in bestimmte Gruppen, Strukturen, Verhaltensweisen oder Einstellungen erlangt werden soll (Misoch 2015, 18-19). Insofern wurde von Seiten der Forschenden schon im Vorfeld der Interviews mehrfach der Kontakt gesucht und aufgebaut, zudem erfolgte eine persönliche Vorstellung, um den Teilnehmenden nicht als völlig fremde Person gegenüberzustehen. Dennoch wurde versucht, zu jeder Zeit die gebotene Professionalität zu wahren.

Freiwilligkeit der Teilnahme und Widerrufsrecht

Von einer freiwilligen Teilnahme an der Untersuchung spricht man dann, wenn folgende grundlegende Voraussetzungen gegeben sind:

-    das Recht auf Informationen, die für diese Entscheidung notwendig sind

-    das Recht, die Teilnahme an der Untersuchung zu verweigern

-    das Recht, die Teilnahme an der Untersuchung ohne Nennung von Gründen jederzeit zu beenden.

(Mayer 2015, 63; Misoch 2015, 20)

Wie bereits oben erläutert, wurde zunächst in einem persönlichen Gespräch über Ziel und Zweck der Befragung aufgeklärt, dies erfolgte im Weiteren auch nochmals schriftlich. Die Teilnehmenden erhielten dann die Möglichkeit, sich nochmals eigenständig Gedanken über eine Teilnahme zu machen und der Forschenden die Entscheidung zeitlich versetzt mitzuteilen. Zudem wurde ihnen mündlich sowie schriftlich zugesichert, dass sie jederzeit die Befragung abbrechen oder Aussagen verweigern können, ohne dass ihnen dadurch Nachteile entstehen (Anhang 3).

Wahrung der Persönlichkeitsrechte

Die Persönlichkeitsrechte der Befragten müssen bei der Erhebung der Daten, deren Auswertung und Veröffentlichung gewahrt werden. Dies bedeutet, dass zu keinem Zeitpunkt die Privat- und Intimsphäre der Befragten der Studie verletzt werden dürfen. Hierbei ist auf die Einhaltung der ethischen Standards zu achten, die Zusicherung der Anonymität und die Einhaltung aller Datenschutzrichtlinien. Dazu hat jede Person das Recht am eigenen gesprochenen Wort. Damit die Daten überhaupt genutzt werden können, muss im Rahmen der Einverständniserklärung die Zustimmung zur Nutzung dieser Daten eingeholt und den Befragten ein vertraulicher Umgang zugesichert werden (Misoch 2015, 20-21). Wie oben bereits erläutert wurden diese Punkte alle erfüllt, zudem wurde den Befragten angeboten, ihnen ein Exemplar ihrer persönlichen Aussagen als Transkript zukommen zu lassen. Diese Möglichkeit nutzte keiner der Befragten.

Schutz der Befragten

Die Bereitschaft einer Person, sich im Rahmen einer Studie befragen zu lassen, darf sich für diese Person zu keinem Zeitpunkt nachteilig auswirken. Das heißt, dass den Befragten zu keinem Zeitpunkt durch ihre Teilnahme an der Befragung ein physischer oder psychischer, ökonomischer oder sozialer Schaden zugefügt werden darf (Misoch 2015, 21). Aus diesem Grund ist die Berücksichtigung der Vulnerabilität der Teilnehmenden relevant. Kinder, Menschen mit besonderen Bedürfnissen, Schwangere oder psychisch Kranke zählen unter anderem zu den besonders vulnerablen Personengruppen (vgl. Mayer 2015, S. 71). Bei der zugrundliegenden Forschungsarbeit stellte die Teilnahme an dem Interview kein Problem dar, da es sich um erwachsene Personen handelt, welche über eine pflegerische Ausbildung verfügen, sodass nicht von einer erhöhten Vulnerabilität ausgegangen wird. Zudem wurde den Teilnehmenden angeboten, auch nach den Interviews jederzeit Kontakt zur Forschenden aufnehmen zu können, um etwaige Einwände mitteilen zu können, Fragen zu stellen oder sonstigen Redebedarf zu klären.

3.3 Methoden der Auswertung

3.3.1 Transkription

Mit dem Transkribieren von aufgezeichneten Interviews beginnt die Auswertung des Datenmaterials. Hierbei wird die mündliche Rede für wissenschaftliche Analysen dauerhaft in Schriftsprache verfügbar gemacht (Fuß und Karbach 2014, 15). Für die Transkription haben sich mittlerweile eine ganze Reihe von Standards herausgebildet, welche jedoch Teil des fortlaufenden Forschungsprozesses sind, jeweils situativ durch die geltenden sozialwissenschaftlichen Theorien geprägt (Meyer und Meier zu Verl 2014, 245). Es werden generell drei Formen der Transkription unterschieden. Die phonetische Umschrift stellt lautliche Äußerungen phonetisch dar, diese Form ist notwendig, wenn Sprachanalysen durchgeführt werden. Die literari-

sche Umschrift gibt den gesprochenen Dialekt oder die von der Sprache abweichen-
den Äußerungen des gebräuchlichen Alphabets wieder. Hierbei bleibt die Charak-
teristik erhalten, sie ist jedoch schwer zu lesen. Zuletzt gibt es die Möglichkeit der
Übertragung in normales Schriftdeutsch, die dazu verwendete Sprache orientiert
sich an den Normen der geschriebenen Sprache. Sie macht das Transkribieren und
das anschließende Lesen und Bearbeiten der Interviews leichter. Jedoch werden
Besonderheiten der gesprochenen Sprache vernachlässigt. Diese Form wird vor allem dann angewandt, wenn es um rein inhaltliche Analysen geht, bei welchen
sprachliche Aspekte keine Rolle spielen (Mayer 2015, 275; Langer 2013, 518-519).

Die Forschende hat sich in dem Rahmen der Masterarbeit für die letzte Form – der
Übertragung in normales Schriftdeutsch entschieden, hierbei wurde nach festgelegten Transkriptionsregeln vorgegangen. Transkriptionsregeln legen fest, wie die gesprochene Sprache in schriftliche Form übertragen wird (Kuckartz 2013, 165). Anhang 5 bildet die häufig in erziehungs- und sozialwissenschaftlichen Untersuchungen verwendeten Transkriptionsregeln nach Langer (2013) ab, welche auch in der
Transkription der geführten Interviews genutzt wurden. Beim Transkribieren wurde
darauf geachtet, die Transkripte zeitnah zu den geführten Interviews zu erstellen,
um die Aufnahmesituation mit etwaigen Besonderheiten möglichst genau wiedergeben zu können. Um den Grad der Genauigkeit möglichst hoch zu halten, wurde
jeweils das gesamte Interview transkribiert, dies geschah mit dem Transkriptions-
programm „easytranscript" von heise®. Dabei traten keine Übertragungsprobleme
auf und es entstand nur ein geringer Nachbearbeitungsaufwand.

3.3.2 Qualitative Inhaltsanalyse nach Mayring

Die Auswertung qualitativer Daten ist kein pragmatischer Prozess, wie dies bei statistischen Analysen der Fall wäre, sondern ein kreativer (Mayer 2015, 277). Betrachtet man dabei verschiedene Ansätze oder Verfahren zur Auswertung qualitativer
Daten, so lassen sich zwei Hauptrichtungen unterscheiden. Die interpretativ-expli-
kativen Verfahren sind deutende Verfahren, bei welchen in die Tiefe gegangen wird,
um auf der Suche nach verborgenen Strukturen und Bedeutungen auf den ersten
Blick nicht sichtbare Erkenntnisse zu gewinnen. Beispiele für dieses Verfahren sind
unter anderem die objektive Hermeneutik oder die dokumentarische Methode nach

Bohnsack. Interpretativ-reduktive Verfahren sind deskriptiv. Es geht hierbei um die offen zutage liegenden, sichtbaren Bedeutungen. Dabei wird das Material reduziert, umgeschrieben, in Kategorien zusammengefasst, um dann miteinander verknüpft und interpretiert zu werden. Beispiele dieses Verfahrens sind unter anderem die Grounded Theory nach Corbin und Strauss, das thematische Codieren nach Flick und die Inhaltsanalyse nach Mayring (Mayer 2015, 279; Lamnek und Krell 2016, 447).

In dieser Forschungsarbeit richtet sich die Auswertung nach der Inhaltsanalyse nach Mayring. Denn ebenso wie beim theoretischen Kodieren, bei narrativen Analysen und hermeneutischen Verfahren kann auch durch die qualitative Inhaltsanalyse ein Zugang zu den subjektiven Sichtweisen der GesprächspartnerInnen, gemäß des Ziels der Phänomenologie, erzielt werden (Flick 2015, 550). Ein weiterer Grund für die Anwendung der qualitativen Inhaltsanalyse liegt in der Passung zum theoretischen Rahmen. Obwohl für die Auswertung von leitfadengestützten Interviews prinzipiell keine Auswertungsmethode vorgeschrieben ist, so wird doch neben dem theoretischen Codieren und hermeneutischen Verfahren die qualitative Inhaltsanalyse nahegelegt (Flick 2015, 19; Schmidt 2013, 473). Sie zeichnet sich im Gegensatz zu vielen anderen Ansätzen durch ihre systematische, regelgeleitete Herangehensweise aus (Mayring 2015, 50).

Kennzeichnend für eine gute theoriegeleitete Inhaltsanalyse ist, dass das Material vor dem Hintergrund einer theoretischen, ausgewiesenen Fragestellung analysiert wird. Dabei werden nicht nur die einzelnen Analyseschritte von theoretischen Überlegungen geleitet, sondern auch die Ergebnisse werden vor diesem Hintergrund interpretiert (Mayring 2015, 10). Die Vorgehensweise nach explizit ausgewiesenen Regeln ermöglicht eine intersubjektive Nachprüfbarkeit. Dadurch kann die qualitative Inhaltsanalyse anders als die meisten qualitativen Ansätze sozialwissenschaftlichen Methodenstandards genügen (Lamnek und Krell 2016, 475; Mayring 2015, 10).

Generell lassen sich drei Grundrichtungen der qualitativen Inhaltsanalyse unterscheiden: Zusammenfassung, Explikation und Strukturierung (Mayring und Brunner 2013, 326). Die Zusammenfassende Inhaltsanalyse hat zum Ziel, das Material so zu reduzieren, dass die wesentlichen Inhalte erhalten bleiben und durch Abstraktion ein überschaubarer Corpus erhalten bleibt, welcher immer noch das Abbild des

Grundmaterials ist. Bei der Explikation wird zu einzelnen fraglichen Textteilen zu-
sätzliches Material herangetragen, welches das Verständnis erweitert, Textstellen
erläutert, erklärt und ausdeutet. Bei der Strukturierung ist das Ziel der Analyse, bestimmte Aspekte aus dem Material herauszufiltern, unter vorher festgelegten Ord-
nungskriterien einen Querschnitt durch das Material zu legen oder das Material aufgrund bestimmter Kriterien einzuschätzen, um das Datenmaterial zu typisieren, zu
skalieren oder inhaltlich zu strukturieren (Mayring 2015, 67ff.; Mayring und Brunner
2013, 327).

Das Material kann prinzipiell bei allen drei Grundformen mithilfe eines deduktiv entwickelten Kategoriensystems analysiert werden. Die Kategorien werden bereits im
Vorfeld basierend auf theoretischen Vorüberlegungen und dem bisherigen For-
schungsstand formuliert und erst dann wird an das Material herangegangen (Mayring 2015, 67f.). Die Literaturrecherche ergab jedoch, dass aktuell nur wenige Untersuchungen in Bezug auf das die Wahrnehmung Pflegender zum Einfluss von Musikinterventionen speziell in Pflegeheimen existieren. Hierzu scheint das deduktive
Kategoriensystem also weniger geeignet. Die begrenzten Aussagen zu Wirkweisen
von Musikinterventionen auf Demenzerkrankte würden bereits im Vorfeld eine zu
große Einengung auf bestimmte Motive bewirken, der explorative Charakter des
Forschungsvorhabens ginge verloren. Darüber hinaus bestünde die Gefahr, dass
die Kategorien lediglich auf Spekulationen der Forschenden basieren. Deshalb
wurde für diese Forschungsarbeit die induktive Kategorienbildung gewählt. Die Kategorien werden nicht im Vorfeld gebildet, sondern leiten sich direkt in einem Ver-
allgemeinerungsprozess aus dem Material ab, ohne sich auf vorab formulierte The-
orienkonzepte zu beziehen. Dies ermöglicht eine naturalistische und gegenstands-
nahe „Abbildung des Materials ohne Verzerrungen durch Vorannahmen des For-
schers" (Mayring 2015, 75) und die Identifikation aller genannten Wahrnehmungen.

Für das inhaltsanalytische Vorgehen entwirft Mayring ein allgemeines Ablaufmodell,
welches für das regelgeleitete Vorgehen eine Orientierungshilfe bietet (Abbildung
8).

Abbildung 8: Eigene Darstellung des allgemeinen Ablaufmodells der qualitativen Inhaltsanalyse nach Mayring

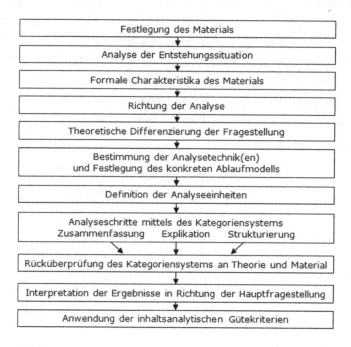

(Mayring 2015, 62)

Die Abbildung zeigt den gesamten Forschungsprozess auf. In den vorangegangenen Kapiteln wurden bereits die Festlegung des Materials (3.2.2), die Analyse der
Entstehungssituation (3.2.5), die formale Charakterisierung des Materials (3.3.1),
die Richtung der Analyse (3.3.2) sowie theoriegeleitete Differenzierung der Fragestellung (1.3) und Bestimmung der Analysetechnik (3.3.2) dargestellt. Im Folgenden
wird nun noch auf das konkrete Vorgehen bei der Analyse des Materials eingegangen. In Kapitel 5 erfolgt die Rücküberprüfung des Kategoriensystems an Theorie
und Material, sowie die Interpretation der Ergebnisse in Richtung der Hauptfrage-
stellung. Die Anwendung von inhaltsanalytischen Gütekriterien wird bezogen auf
das gesamte Forschungsvorhaben in Kapitel 6.1 reflektiert.

Zusammenfassende, induktive Inhaltsanalyse

Das Grundprinzip einer zusammenfassenden Inhaltsanalyse liegt darin, das Material so zu reduzieren, dass die wesentlichen Inhalte erhalten bleiben. Dabei kommen Techniken wie Auslassung, Generalisation, Selektion, Bündelung und Integration zur Anwendung. Diese kann induktiv oder deduktiv erfolgen (Mayring 2015, 71). Wie oben bereits begründet, wird in diesem Forschungsvorhaben eine induktive Kategorienbildung gewählt. In Abbildung 9 sind die sieben Schritte des Ablaufmodells der zusammenfassenden Inhaltsanalyse zusammengestellt.

Abbildung 9: Das Ablaufmodell der zusammenfassenden Inhaltsanalyse nach Mayring

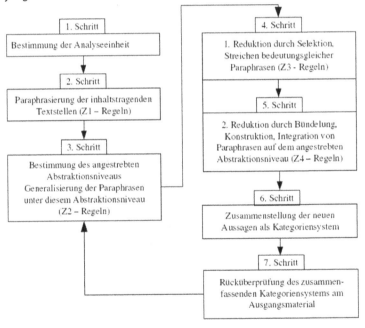

(Behrisch 2005)

Im ersten Schritt werden die Analyseeinheiten bestimmt. Hierbei legt der Forschende fest, welches die kleinsten bzw. größten Textbestandteile sind, welche unter eine Kategorie fallen können. Im zweiten Schritt, der Paraphrasierung, werden einzelne Kodiereinheiten in eine knappe, nur auf den Inhalt beschränkte, beschreibende Form umgeschrieben. Der nächste, dritte Schritt umfasst die Bestimmung des ersten Abstraktionsniveaus und der ersten Reduktion aufgrund des vorliegenden Materials. Im vierten Schritt werden alle Paraphrasen, welche unter diesem Niveau liegen, verallgemeinert, also generalisiert. Inhaltsgleiche Paraphasen können gestrichen bzw. weggelassen werden. Im fünfte Schritt werden im zweiten Reduzierungsvorgang mehrere, sich aufeinander beziehende und über das Material verstreute Paraphrasen zusammengefasst, durch neue Aussagen wiedergegeben, wiederum auf ein höheres Abstraktionsniveau festgelegt, generalisiert und paraphrasiert. Alle ursprünglichen Paraphrasen des ersten Materialdurchgangs müssen im Kategoriensystem aufgehen. Nach dem nun zweiten Durchgang steht ein neues, allgemeineres und knapperes Kategoriensystem, welches wiederum rücküberprüft werden soll. Dieser Kreisprozess wird so lange durchlaufen, bis das Ergebnis der angestrebten Reduzierung des Materials entspricht (Mayer 2015, 70ff.). Am Ende ist das Ergebnis ein System an Kategorien zur beforschten Thematik, welche mit konkreten Textpassagen belegt wird. Das konkrete Vorgehen der Datenauswertung innerhalb dieses Forschungsvorhabens wird im nächsten Kapitel besprochen.

3.3.2 Vorgehen bei der Datenauswertung

Das Datenmaterial ergab sich zunächst aus dem leitfadengestützten Interview, welches zum einen der Interviewerin ermöglichte, eine gewisse Struktur vorzugeben, welche der Vergleichbarkeit dient, ohne dabei jedoch die Offenheit der Antwortmöglichkeiten einzuschränken, und bei Bedarf durch spezifischere Fragen den Redefluss anzuregen. Zum anderen war es den Befragten wiederum möglich, möglichst frei und offen zu antworten, dabei das Interview mit zu gestalten und die Schwerpunkte selbst mitbestimmen zu können. Da es sich um eine begrenzte Stichprobe handelt, konnte der Aspekt des theoretischen Samplings, also der iterative Prozess des Forschungsablaufes, nicht berücksichtigt werden. Dabei lässt sich die Begrenzung forschungsökonomisch begründen – die Stichprobe ergibt sich zum einen aus der Anzahl der Mitarbeitenden des Wohnbereiches und zum anderen aus der Freiwilligkeit der Teilnahme. Zur Auswertung wurde zunächst die Software MAXQDA verwendet, im ersten Schritt für jedes Interview innerhalb der induktiven Kategorienbildung zur Generierung des ersten Abstraktionsniveaus (Anhang 6-9) angewandt. Im weiteren Verlauf wurde das Datenmaterial in tabellarischer Form dargestellt, um die nach Mayring vorgegebenen Streichungen vornehmen zu können (Mayring 2015, 72). Hierbei konnten 48 Einzelkategorien gebildet werden, diese wurden für die bessere Zuordnung bei der Weiterverwendung für jedes Interview fortlaufend durchnummeriert. Im nächsten Schritt wurden die in der Reduktion 1 entstandenen 48 Kategorien aller Interviews in ein weiteres tabellarisches System transferiert (Anhang 10) um über die Generalisierung zu den endgültigen Kategorien zu gelangen. Im Zuge dessen konnten die aus der ersten Reduktion entstandenen 48 Kategorien zu 22 Kategorien zusammengefasst werden. Die Nummerierung erleichterte die Rücküberprüfung. Um diese Kategorien auf ein weiteres Abstraktionsniveau zu heben, wurde eine weitere Generalisierung vorgenommen, um am Ende in der zweiten Reduktion fünf Kategorien zu erhalten. Ausgehend von diesen fünf Kategorien wurde das gesamte Datenmaterial nochmals rücküberprüft – Ziel dabei war es, zu prüfen und zu gewährleisten, dass sich alle relevanten Aussagen zur Thematik in diesen fünf Kategorien wiederspiegeln. Als hilfreich erwiesen sich die nach den Interviews angefertigten Gesprächsverlaufspläne. Diese spielten bei der Auswertung dahingehend eine Rolle, als dass sie bei Unsicherheiten im Prozess der Paraphrasierung als Stütze zur Situation und des Gesprächsverlaufs dienen konnten, um sicherzustellen, dass das Gesprochene auch entsprechend verstanden und demnach entsprechend paraphrasiert werden konnte. Insgesamt konnte das von Mayring empfohlen und beschriebene Vorgehen eingehalten werden. Um das Vorgehen besser nachvollziehen zu können, ist es in den Anhängen 6-10 dargestellt.

4 Darstellung der Ergebnisse

Die Darstellung der Ergebnisse erfolgt analog zu den in der zweiten Reduktion entwickelten fünf Kategorien. Zunächst wird auf die Einflussnahme der Musikinterventionen auf die verschiedenen Bereiche des täglichen Lebens und Erlebens von demenzerkrankten PflegeheimbewohnerInnen eingegangen, welche in psychische und physische Strukturen der BewohnerInnen unterteilt sind. Bei diesen beiden Kategorien ist darauf hinzuweisen, dass die Unterscheidung der Aspekte in psychisch und physisch nicht strikt vorgenommen werden konnte, da diese nicht immer klar einzuordnen waren. Dennoch wurde versucht, zur besseren Strukturierung eine Einteilung vorzunehmen. Darauffolgend wird der Aspekt der Biografieorientierung dargestellt, in welchem es um die spezielle Wirkung von an die Biografie der BewohnerInnen angelehnte Musik geht. Nachdem hierauf auf Rahmenbedingungen bezüglich der Handhabbarkeit und Umsetzung der Musikinterventionen, aber auch der Einbindung und Empfehlungen des Pflegepersonals eingegangen wird, stellt abschließend der fünfte Aspekt die Art und Weise dar, anhand welcher die Pflege(fach)kräfte das Wohlbefinden der BewohnerInnen einschätzen können. Abschließend werden die Ergebnisse nochmals kurz zusammenfassend dargestellt. Bei der Beschreibung der Ergebnisse werden die Befragten mit TN1 bis TN6 (für Teilnehmende/r) bezeichnet, um einen unkomplizierten Abgleich der Textpassagen mit der Darstellung der ersten induktiven Kategorienbildung (Anhang 6-10) zu ermöglichen.

4.1 Einfluss auf psychische Strukturen

Der Einfluss der Musik und Musikinterventionen auf die BewohnerInnen zeigt sich zunächst in der Wirkung auf die psychischen Strukturen. Die Pflege(fach)kräfte berichten davon, dass sich die Musik positiv auf die Stimmung und das Wohlbefinden der BewohnerInnen auswirke. Dabei wird beispielsweise von ausgelassener und fröhlicher Stimmung beim Tanzcafé gesprochen, an dem die Teilnehmenden BewohnerInnen viel Freude gezeigt haben. Konkret konnten die Pflege(fach)kräfte dies anhand der lachenden, fröhlichen und strahlenden Gesichter erkennen, aber auch an der Lust auf die aktive Teilnahme (TN 1, Z. 52-57).

© Springer Fachmedien Wiesbaden GmbH, ein Teil von Springer Nature 2019
A. Kersten, *Musikinterventionen und Demenz*, Best of Pflege,
https://doi.org/10.1007/978-3-658-26066-8_4

„…und beim Sitztanz bzw. Tanzcafé, was das war, da hat sie zwar nicht mitgemacht aber sie hat sich gefreut und gelacht, wirklich die ganze Zeit, es war
so schön zu sehen wie sie fröhlich ist." (TN4, Z. 140-141)

„…der Herr D., er wollte gar nicht aufhören zu tanzen und hat dabei auch mitgesungen, es hat ihm so viel Spaß und Freude gemacht, super war das." (TN1,
Z. 155-156)

Zudem zeigt es sich, dass die BewohnerInnen gerade beim Singen viel Freude
empfinden und zeigen. Dies drückt sich zum einen in der aktiven Teilnahme beim
Singen aus und zum anderen lässt sich die Freude direkt aus den Gesichtern der
BewohnerInnen ablesen, hierbei lachen sie viel oder machen einen fröhlichen und
zufriedenen Gesichtsausdruck (TN2, Z. 11-13; TN3, Z. 41-42; TN4, Z. 110-111).

„…wenn die BewohnerInnen singen, dann wirken sie insgesamt sehr fröhlich
und glücklich." (TN4, Z. 143-144)

„…habe ich beim Herrn W. bemerkt, er ist so froh wenn Musik läuft, denn der
singt dann mit, das hat er früher nie gemacht." (TN4, Z. 16-17)

Dabei stellt ein/e Befragte/r fest, dass sich auch bei Nicht-Teilnahme an Aktivitäten
die Musik positiv auf die Emotionen auswirke, den Bewohner „…baut die Musik
dann schon auf, auch wenn er nicht direkt mitsingt, er wirkt fröhlicher im Vergleich
zu früher, das merkt man schon." (TN3, Z. 41-42) Bei einer anderen Bewohnerin
konnte beobachtet werden, dass sie, eingeschränkt durch ihre Aphasie zwar nicht
mitsingen könne bzw. möchte, aber „…bei ihr ist es so, sie hört die Musik, aber sie
kann nicht mitsingen, trotzdem kann man schon sehen, wenn sie sich freut, dann
lacht sie oder die Augen strahlen so bei ihr, da sieht man schon, dass die Musik ihr
dann gefällt." (TN1, Z. 133-135)

Ein weiterer Aspekt zeigt sich darin, dass die BewohnerInnen bei der Strukturierung
ihres Tages mithilfe der Beschäftigung unterstützt werden. Zunächst wird die Ta-
gesstruktur zwar primär von den Pflege(fach)kräften und den Betreuungsassistenten vorgegeben (TN1, Z. 169-172), jedoch wird die Strukturierung durch die Musikinterventionen als positiv erlebt, da Pflege(fach)kräfte beobachten, dass die BewohnerInnen auf die Musikangebote warten. Dies zeigt sich anhand von Nachfra-
gen, aber auch daran, dass die BewohnerInnen beispielsweise nach dem Frühstück
am Tisch sitzen blieben und auf das gemeinsame Singen warten (TN1, Z. 164-166).

Auch wird von TN2 und TN4 beobachtet, dass das Musikprogramm bzw. die Aktivitäten insgesamt zu einer guten Stimmung beitragen und die BewohnerInnen sich wohlfühlen, wenn sie mitmachen können. Damit sind sie mit den Musikaktivitäten beschäftigt, was zur Zufriedenheit beiträgt (TN1, Z. 74-76; TN4, Z. 185-186). Dies unterstreichen TN1 und TN3 mit der Aussage, dass die Musikinterventionen, gerade auch mit der Abwechslung der Angebote, insgesamt eine schöne Abwechslung im Alltag der BewohnerInnen darstellen, was zur Zufriedenheit und einer guten, harmonischen Stimmung bei den BewohnerInnen beiträgt (TN1, Z. 147-146; TN3, Z. 83-86).

„...ich finde, schon, das tut den Bewohnern sehr gut mit der Musik, da haben sie immer eine schöne Abwechslung jeden Tag und freuen sich auch darüber. Frau D. hat mich auch schon mal gefragt wann es wieder Singen gibt." (TN1, Z. 223-224)

Neben der Freude an der Musik und am Musizieren selbst kann die Beobachtung gemacht werden, dass ein sehr gutes Erinnerungsvermögen der BewohnerInnen bei ihnen bekannten Liedern bestand. Dabei haben sich insbesondere zwei BewohnerInnen hervorgetan, welche mit Freude und Begeisterung alle Lieder mitgesungen haben (TN1, Z. 116-117). Darüber hinaus berichtet TN1 auch, dass es BewohnerInnen gab, welche erkennen, wenn die Melodie oder der Text falsch gesungen wird und darauf verbal reagieren.

„...sie bleibt dabei und hört es sich an, da wirkt sie dann auch ganz wach mit den Augen und wenn jemand falsch singt, also den Text oder die Töne, dann fängt sie an zu „schimpfen", auf ihre Weise eben." (TN1, Z. 135-137)

Die geistige Aktivierung zeigt sich zudem in der Beobachtung, dass bei einer Bewohnerin deutlich zu erkennen war, wie wach sie mit den Augen wirkte, obwohl sie nicht mitgesungen hat (T1, Z. 136-137).

Darüber hinaus berichten die Pflege(fach)kräfte davon, dass die Musik sich beruhigend auf einzelne BewohnerInnen auswirke. Dies mache sich dadurch bemerkbar, dass BewohnerInnen sich auf die Musik konzentrieren, die motorische Unruhe nachgelasse und sie ausgeglichener sowie ruhiger und zufriedener wirken. Dies könne sich zudem bei einigen Bewohnerinnen auch im Zuge der Musik im Zimmer mithilfe der Bewohnerradios am Abend beobachten lassen (TN1, Z. 27-28; TN2, Z. 31-33; TN4, Z. 187-189).

„…alle haben gesungen, und Herr C., der sonst immer rumläuft und eigentlich gar nicht singt, er hat gesessen (…) und er war fast eine Stunde da und war ganz ruhig und hat sich auf die Musik konzentriert, das hat man gesehen, normalerweise hat er diese motorische Unruhe und geht hin und her, die ganze Zeit." (TN1, Z. 27-30)

„…ja es beruhigt die BewohnerInnen schon, sie sind ruhiger und irgendwie auch zufriedener, ich mein, dass kann man schon daran sehen, dass sie zum Beispiel nicht weglaufen oder dass sie am Tisch sitzen und warten was passiert und sie sich auch aktiv beteiligen, wenn es dann ein Angebot gibt, das ist dann schon zu sehen, dass wenn sie Freude dran haben sie gerne mitmachen und auch davon profitieren." (TN1, Z. 191-195)

„…Frau F. ist viel ruhiger im Bett, abends, wenn im Zimmer Musik läuft." (TN1, 9-10)

Eine weitere Beobachtung zeigt, dass beim Musikhören und -machen Spannungen bei den BewohnerInnen gelöst werden können. Dies macht sich in einem ruhigeren und freundlicheren Verhalten bemerkbar.

„…und da ist die Musik auch gut für, dass sich diese Spannungen, die manche in sich tragen lösen können, man sieht es schon eben daran, dass sie so nervös sind oder unruhig und mit der Musik dann ruhiger werden und auch freundlicher manchmal." (TN1, Z. 213-215)

Insgesamt zeigt sich durch wiederholte Beobachtungen, wie gerne die BewohnerInnen singen, „…sie lieben es zu singen, da machen immer aller sehr gerne mit…" (TN4, Z. 89) und sich insbesondere dann gerne einbringen, wenn dies in der Gruppe geschieht (TN1, Z. 193-194; TN4, Z. 14).

„…und Frau Z. sie singt jetzt auch schon manchmal mit (…), also wenn ALLE singen, dann macht sie auch mit, da hat sie Freude daran, das hat sie früher nicht oft gemacht, also gar nicht, ich habe erst zu Weihnachten gesehen, dass sie überhaupt singen kann…" (TN1, Z. 101-103)

„...Frau H. hat zum Beispiel immer die Augen zu und sie wirkt ganz müde aber wenn die Musik losgeht und es ums Singen geht, dann macht sie auch mit, also fängt schön an zu singen, die Augen bleiben aber zu..." (TN2, Z. 84-86)

Und auch wenn es bei BewohnerInnen zu Sprach- und Textschwierigkeiten gekommen sei, oder sie auch nicht sehr gut singen können, beteiligen sie sich am Singen und wollen sich aktiv einbringen. Dabei singen sie dann oftmals einen ganz anderen Text oder auch eine andere Melodie, jedoch zeigen sie dabei viel Freude (TN2, Z. 48-50).

4.2 Einfluss auf physische Strukturen

Der Einfluss der Musikinterventionen zeigt sich auch auf körperlicher Ebene. Dabei wird vielfach beobachtet, dass BewohnerInnen körperlich aktiviert werden, was sich darin bemerkbar mache, dass sie bei der Musik mit den Füßen mitwippen, den Rhythmus mitklopfen, mitklatschen, mitsummen, mitpfeifen oder auch den Kopf und den Oberkörper dazu mitbewegen (TN1, Z. 23-26; TN2, Z. 35-40; TN4, Z. 21-22, Z. 92-93).

„...oder er macht dann mit den Händen, er versucht zu spielen auf dem Tisch, er klopft oder schlägt den Takt mit, also er versucht das, oder auch die Beine wippen mit, das habe ich davor noch nie so gehen (...), oder habe ich bemerkt das er im Rhythmus auch seinen Oberkörper mitbewegt." (TN2, Z. 23-26)

„...der Herr C., genauso, mit dem pfeifen, der kann das eigentlich gar nicht so richtig umsetzten was da jetzt so kommt, aber der pfeift dann irgendwas mit, das habe ich davor noch nicht gesehen." (TN4, Z. 20-21)

Des Weiteren wird die Beobachtung gemacht, dass die Aktivität des Tanzcafés bzw. des Sitztanzes die BewohnerInnen ungemein motiviere, sich körperlich zu aktivieren. Dabei haben sich auch BewohnerInnen beteiligt, welche sonst eher den Tag über im Stuhl oder Sessel sitzen, bzw. BewohnerInnen, welche im Rollstuhl sitzen, haben das Angebot des Sitztanzes sehr genossen und trotz ihrer körperlichen Einschränkung Bewegungen mitgemacht (TN1, Z. 45-46; TN4, Z. 19-20).

„...und die Männer, sie waren begeistert, Herr E. und Herr C. haben beide mit mir getanzt, sie wollten unbedingt auch mitmachen, sie sitzen doch normal

immer am Tisch den ganzen Tag, aber die Musik hat sie so mitgerissen...“
(TN1, Z. 57-59)

Das Interesse an den Musikinterventionen führe auch dazu, dass einzelne BewohnerInnen auf Musik reagiert haben, welche aus dem Musikzimmer kam. Dies habe
sie dazu gebracht, das Musikzimmer selbständig aufzusuchen um herauszufinden
was dort geschieht, bzw. um den Aktivitäten dort beizuwohnen (TN4, Z. 151-152).

> „...also es gibt einzelne, die hören dann dass im Musikzimmer geklatscht und
> gesungen wird und sie wollen dann sehen was dort passiert oder machen dann
> auch mit oder wollen mitmachen, auch wenn gar kein Platz mehr frei ist...“
> (TN2, Z. 19-20)

Die Aktivierung durch Musik zeigt sich zudem bei einigen BewohnerInnen, welche
Radios mit Musik nach persönlichen Vorlieben im Zimmer haben, am Morgen. Hierbei wird davon berichtet, dass es BewohnerInnen gebe, welche zum einen durch
die Musik am Morgen schon sehr fröhlich und wach seien und auch mitsingen, zum
anderen durch die Musik aktiviert werden, aufzustehen und sich beim Waschen und
Anziehen helfen zu lassen (TN2, Z. 40-43). Dabei wird beobachtet, dass „... die
Frau B. dann morgens schon im Bett liegt und singt und wenn man reinkommt und
mit ihr aufstehen will, dann ist es gar kein Problem, da geht sie dann gleich mit
einem mit.“ (TN4, Z. 77-79)

Jedoch geben die Pflege(fach)kräfte auch an, dass sich die Musikinterventionen
negativ auf die BewohnerInnen auswirken können. Dies zeige sich zunächst darin,
dass es BewohnerInnen gibe, welche die Musik im Zimmer am Abend aktiviere,
diese stehen dann wieder aus dem Bett auf und laufen im Zimmer oder auf dem
Flur umher (TN1, Z. 82-83; TN3, Z. 72-73; TN 4, Z. 75-76; Z. 80-81)

> „...gut und das ist dann das Problem abends, er steht dann wieder auf und
> bleibt nicht in seinem Bett liegen, sondern läuft dann im Zimmer rum, wenn die
> Musik am Abend dudelt...“ (TN3, Z. 42-43)

Auch beim Singen am Nachmittag oder Abend wird beobachtet, dass die BewohnerInnen „...dann nicht mehr ruhig sitzen bleiben können, unruhig werden oder eben
auch aufstehen, da ist die Konzentration am Abend einfach nicht mehr da...“ (TN1,
Z. 159-160). TN1 stellt zudem fest, dass BewohnerInnen, welche von sich aus eher

ein unruhiges Wesen haben, noch unruhiger werden, wenn die Musik auf „Dauerbeschallung" läuft (TN1, Z. 14-15). Dies zeige sich in lauten Rufen oder körperlichen Bewegungen mit „…Lärm machen auf dem Tisch…" (TN2, 41-43). Ergänzend dazu gibt TN4 an, dass diese „Dauerbeschallung" die BewohnerInnen stresse und ein ständiger Musikreiz zur Unruhe führe (TN4, Z. 182-183). Auch TN2 und TN3 bestätigen dies mit der Aussage, dass die Bewohner abschalten, wenn die Musik auf Dauerschleife laufe, da sie dann überreizt werden und sich nicht mehr richtig orientieren können (TN2, Z. 65-68; TN3, Z. 82-83; 87-88).

> „…gut ist es halt nicht, wenn sie so dauerbeschallt werden, dann reagieren sie schon genervt, da laufen sie weg oder werden unruhig oder rufen laut, das ist auf keinen Fall gut…" (TN4, Z. 184-186)

Die Pflege(fach)kräfte geben an, dass sich die BewohnerInnen dem Musikreiz, sei es das Radio im Zimmer oder das gemeinsame Singen, häufig entziehen, wenn sie die Musik als störend empfinden. Dies geschieht durch das Verlassen des Raumes (TN4, Z. 37-38; 46-47) oder einfach dem „Abschalten" in Form von Ignorieren oder am-Tisch-einschlafen (TN3, Z. 26-27).

> „…dann schläft derjenige im Speisesaal ein, also ich habe das schon beobachten können, dass das bei den Musikangeboten der Fall war, weil manche stehen da nicht so auf das Mitsingen (…) und manche können ja weglaufen aber andere die nicht so mobil sind die schlafen dann einfach weg und ich denke sie versuchen das zu ignorieren…" (TN3, Z. 93-95)

Dabei wird von TN 4 angemerkt, dass die Musikinterventionen nicht in Freizeitstress ausarten dürfen, da die BewohnerInnen damit überfordert seien und dies nicht zum Wohlbefinden beitragen könne (TN4, Z. 180-181).

Übereinstimmend nehmen TN2, TN3 und TN4 wahr, dass sich innerhalb der Bewohnergruppe unter den BewohnerInnen keine Veränderungen im Verhältnis zueinander gezeigt haben (TN 2, Z. 51-52; TN3, Z. 59-60; TN4, Z. 105-106).

4.3 Biografieorientierung

An dieser Stelle wird auf die Wirkung von Musik, welche mit der Biografie der BewohnerInnen zusammenhängt, eingegangen. Besonders fällt dabei auf, dass die
BewohnerInnen besondere Freude zeigen bei Aktivitäten, welche sie von früher
kennen. Dies bezieht sich insbesondere auf das Singen. TN4 beschreibt dabei zwei
BewohnerInnen, welche in ihrer Kindheit und Jugend viel gesungen haben und auch
im späteren Leben die Freude am Musizieren beibehalten haben: „...Frau A. und
Frau B. haben schon früher viel gesungen, da sind auch immer Angehörige da, die
mit ihnen singen und das auch erzählt haben, dass es da eine Verbundenheit zu
gibt, dass sie früher wohl in der Kindheit schon gerne alleine und im Chor gesungen
haben..." (TN4, Z. 111-114). Auch TN3 bestätigt dies, Frau A. und Frau B. haben
die meiste Freude an den Interventionen, welche mit Singen zu tun haben (TN3, Z.
31-33).

> „...gerade wenn gesungen wird, dann machen Frau A. und Frau B. immer so
> gerne mit, das kennen sie von früher und auch die Angehörigen singen ganz
> häufig mit ihnen, da sieht man richtig die Freude im Gesicht, wie motiviert sie
> sind und sich freuen an der Sache..." (TN4, Z. 205-207)

Dazu wird berichtet, dass die BewohnerInnen besonders bei Musik, welche ihnen
aus ihrer Biografie bekannt sei, viel Freude zeigen und gerne mitsingen.

> „...also Frau K., sie hat auch früher gesungen (...), aber sie singt auch eher
> nicht so Volkslieder, sondern mag viel mehr so Schlager, dass gefällt ihr richtig
> gut und sie singt dann immer ganz laut mit und freut sich, aber das wird nicht
> so oft gesungen, eher Volkslieder, und die hat sie wohl nicht gelernt und da
> kann sie dann auch nicht mitmachen, was sie eigentlich bestimmt gerne
> möchte..." (TN4, Z. 111-115)

> „...besonders gerne singen die Bewohner die Schlager von früher, da kennen
> sie die ganzen Texte noch, jede Strophe!!" (TN2, Z. 47-48)

Es zeigt sich, dass Musik, welche den BewohnerInnen aus der eigenen Biografie
bekannt ist, außer Freude zu bringen auch zur Beruhigung beitragen kann. TN2 und
TN3 beschreiben, dass es eine Bewohnerin gebe, welche sehr gerne klassische

Musik hören, da sie diese ihr Leben lang begleitet habe. Dabei lasse sich beobachten, dass die Bewohnerin beim Hören dieser klassischen Musik einen ganz zufriedenen Gesichtsausdruck habe. Zusätzlich wirke die Musik auf sie beruhigend (TN2, Z. 11-12).

„…und wenn die Frau O. dann in ihrem Zimmer ist und klassische Musik hört, dann wird sie richtig ruhig und man kann schon sagen, ja, sogar entspannt…" (TN3, Z. 25-27)

Daneben berichtet TN2, dass ein Bewohner sehr gerne Musikfilme von früher ansehe, er scheine dann „…voll konzentriert bei dem Film und hört zu und schaut ganz gespannt hin, man sieht in der Mimik und Gestik, er ist dann voll dabei und summt auch ein bisschen mit." (TN2, Z. 24-25)

Wenn Lieder gespielt werden, welche den BewohnerInnen aus ihrer Biografie bekannt sind, komme es auch vor, dass sie zwar die Melodie erkennen, jedoch den Text nicht mehr wiedergeben können. Dann singen sie zumeist immer entweder denselben Text zur Strophe, oder sie denken sich einen Text aus oder summen nur mit. Dabei erscheint es den Pflege(fach)kräften aber bemerkenswert, dass die BewohnerInnen dennoch Freude beim Singen haben und sie dies durch aktives Mitmachen aber auch durch ein freudiges Gesicht zeigen, unabhängig von der kognitiven Einschränkung (TN3, Z. 37-38; Z. 40-41).

4.4 Rahmenbedingungen

Bezogen auf die vielfältigen Musikinterventionen zeigt sich, dass es Angebote gibt, bei welchen die Handhabbarkeit für die BewohnerInnen nicht immer gewährleistet ist. Hierzu zählt zunächst das Karaoke-Singen. Den BewohnerInnen wurde es ermöglicht, mithilfe „Peters Liederbox" bekannte Schlager und Volkslieder mitzusingen, dabei lief der Text auf einem großen Bildschirm mit, die Musik war im Hintergrund zu hören. Dazu macht TN1 die Beobachtung, dass „…bei der Karaoke der Text und die Musik viel zu schnell läuft, die BewohnerInnen können gar nicht mitsingen, obwohl sie den Text kennen…" (TN4, Z. 93-94). TN4 unterstreicht diese Beobachtung mit der Aussage: „…aber Frau P., sie konnte nicht, es ging ihr viel zu schnell, oder bis sie es liest ist es schon wieder vorbei, aber sicher hätte sie da gerne mitgemacht..." (TN1, Z. 98-99). Dies gilt nicht für alle BewohnerInnen, TN1 ergänzt hierzu, dass es zwei der BewohnerInnen sehr viel Spaß gemacht habe (TN1, Z. 97). Der Umgang mit der Technik stellt aus Sicht der Pflege(fach)kräfte ein weiteres Problem dar: Es sei den BewohnerInnen nicht möglich, selbstständig oder intuitiv die zur Verfügung gestellten Geräte (wie das Karaoke-Singen oder das Musikkissen) zu bedienen (TN3, Z. 67-68).

Der Zugang zum Musikzimmer sei in einigen Fällen zufällig und aus Neugier und Interesse gefunden worden, jedoch haben die Pflege(fach)kräfte auch beobachtet, dass die BewohnerInnen in den meisten Fällen das Musikzimmer nicht selbständig aufsuchten. Bewusst haben sie es nicht wahrgenommen, die Nutzung sei zumeist innerhalb einer Intervention erfolgt, welche von Mitarbeitenden angeleitet worden sei (TN2, Z. 15-16; TN3, Z. 63-65).

Die Einbindung des Pflegepersonals in die Musikinterventionen wird von TN 1 als Belastung eingeschätzt. Hierbei wird im speziellen das Singen mit den BewohnerInnen in den Blick genommen.

> „...und ich finde es ist auch für uns zu viel, wenn wir neben der Arbeit noch so viel mit den Bewohnern singen sollen...natürlich macht es ihnen sehr viel Freude aber wir haben da leider oftmals gar keine Kapazitäten für..." (TN1, Z. 178-179)

Zudem wird angesprochen, dass es für die Pflege(fach)kräfte auch belastend sein könne, wenn die Musik über einen längeren Zeitraum abgespielt wird. TN3 beschreibt hierzu „...bei Musik in Dauerschleife platzt einem dann schon manchmal der Kopf, das ist dann einfach zu viel..." (TN3, Z. 12-13). Empfehlend dazu wird eine zeitlich punktuelle Wiedergabe von Musik gewünscht, da sich eine Überreizung auch negativ auf die BewohnerInnen auswirke (vgl. Kapitel 4.2) (TN3, Z. 16-17).

Als eine weitere Empfehlung wird angesprochen, dass Musikinterventionen vor allem im kleinen Rahmen wünschenswert seien, „...da haben die Bewohner nicht so viele Reize wie in der großen [Runde], wo dann immer jemand aufsteht und wegläuft oder jemand anderes ruft dann „hallo, hallo"...die [Bewohner] können sich dann schon besser drauf konzentrieren wenn es nicht zu so vielen Störungen kommt..."

(TN4, Z. 187-190) Zusätzlich regt TN4 an, einen weiteren Schwerpunkt auf die Einbindung von Musik und Bewegung zu legen. Die BewohnerInnen sitzen häufig die meiste Zeit des Tages im Gemeinschaftsraum und bewegen sich sehr wenig, jedoch habe die Aktivität des Sitztanzes aber auch des Tanzcafés gezeigt, dass die BewohnerInnen sehr viel Freude daran haben und es insofern sinnvoll sei, dies zu etablieren (TN4, Z. 197-199).

In Bezug auf den Umgang mit den BewohnerInnen stellt TN2 fest, dass die Musik am Morgen im Bewohnerzimmer teilweise zu einer Erleichterung im Umgang mit ihnen geführt habe. Dies sei jedoch sehr unterschiedlich und von den jeweiligen BewohnerInnen abhängig – bei den meisten sei kein Unterschied im Verhalten zu erkennen (TN2, Z.5-6; TN3, Z. 190-191; TN4, Z. 229-230).

> „…aber bei Frau D., bei ihr kann man morgens schon beim Anziehen (…), da ist sie dann schon und man kann mit ihr mitsingen und sie ein bisschen ablenken bei Sachen die sie nicht so gerne macht, also wie das Anziehen zum Beispiel…" (TN2, Z. 7-9)

Insgesamt werden die Musikinterventionen jedoch als sehr passend und gewinnbringend eingestuft. So sind sich TN1, TN2, TN3 und TN4 einig, dass die Musikinterventionen eine schöne Abwechslung im Alltag der BewohnerInnen darstellen (TN3, Z. 83-84), die Interventionen sich bewährt haben, da sie den BewohnerInnen viel Freude bereiten (TN1, Z. 29-30; TN4, Z. 196-197) und die unterschiedlichen Angebote über verschiedene Wochentage verteilt für viel Abwechslung sorgen (TN2, Z. 61-62).

> „…ich finde das ist gut für die Bewohner, dass sie so eine Struktur haben, dass es jeden Tag ein Angebot gibt oder auch zu bestimmten Tagen dasselbe Angebot, und dadurch, dass die ja auch immer so unterschiedlich sind, mit Singen, Tanzen oder diesen Filmen, da werden ja auch ganz unterschiedliche Sinne angesprochen…" (TN2, Z. 64-66)

4.5 Beobachtung als Instrument

Zunächst sei an dieser Stelle darauf verwiesen, dass sich die Bezeichnung „Beobachtung als Instrument" einzig auf wahrnehmbare Verhaltens- und Handlungsweisen oder soziale Interaktion von Personen oder Gruppen bezieht. Sie erhebt nicht den Anspruch, eine *systematische* Einschätzung eines (Gesundheits-) Zustandes, wie er im pflegewissenschaftlichen Sinne von Assessmentinstrumenten erhoben werden soll, vorzunehmen.

Die Einschätzung zu Gefühlen und Wahrnehmungen der BewohnerInnen durch Pflege(fach)kräfte fällt ihnen nach eigenen Angaben teilweise sehr schwer. Gerade in Hinblick auf die Wahrnehmung zu den Musikaktivitäten gaben sie an, dies oftmals nur sehr schwer einschätzen zu können. TN2 berichtet hierzu, dass sie als Pflegekraft davon ausgehe, dass die BewohnerInnen Musik generell sehr gerne mögen, jedoch inwieweit sie die Musik wahrnehmen und was Musik bei den BewohnerInnen auslöse nicht genau einschätzen und bewerten könne (TN2, Z. 12-13). Auch TN3 beschreibt, „...dass man generell sehr schlecht einschätzen kann, wie es ihnen geht, wie ihr Befinden ist, was ihnen gefällt oder wie sie sich fühlen..." (TN3, Z. 98-100). Dazu ergänzend merkt TN1 an, dass einige BewohnerInnen, insbesondere bei jenen mit weit fortgeschrittener Demenz, Gefühle und Emotionen kaum mehr ausdrücken, bzw. dies nicht richtig beobachtbar sei (TN1, Z. 126-127). Und auch TN4 beschreibt die Schwierigkeit, das Wohlbefinden der BewohnerInnen einschätzen zu können.

> „...also bei Frau H ist das sehr sehr schwierig einzuschätzen, wie es ihr geht oder ob sie sich wohlfühlt, denn sie ist immer unruhig oder vielleicht kann man auch sagen angespannt oder nervös und sobald sie alleine im Zimmer ist wird es noch schwieriger..." (TN4, Z. 208-2010)

Dennoch beschreiben die Pflege(fach)kräfte auch, dass die Stimmung, das Wohlbefinden sowie die Emotionen über Beobachtung der Mimik, der Gestik und des Verhaltens wahrgenommen werden können (TN2, Z. 25-26). In Hinblick auf die Musikinterventionen stellt TN4 dar, dass sich ein Gefallen der Musik bei BewohnerInnen, welche sich nicht mehr adäquat äußern können, direkt in der Mimik wiederspiegele. Dabei sehen sie fröhlich oder glücklich aus, darüber hinaus sei vielfach ein „lachendes Gesicht" zu beobachten (TN4, Z. 48-19). Auch TN1 schildert, dass sich das Wohlbefinden und die Freude über die Musik in der Mimik und Gestik ablesen lasse.

> „...ja wir erkennen es meistens am Gesicht, also wie strahlendes Gesicht oder Freude, aber auch die Bewegungen die sie machen, dann so abwehrend wenn das nichts ist..." (TN1, Z. 66-67)

Über die aktive Teilnahme an den Musikinterventionen lasse sich ablesen, dass es den BewohnerInnen gefalle, was sie machen, berichtet TN2.

> „...denn wenn ihnen was gefällt, dann werden sie viel aktiver und beteiligen sich, das ist beim Singen so aber auch bei anderen Dingen wie Gedächtnisspiele..." (TN2, Z. 81-82)

Und auch das Wohlbefinden drücke sich in der Mimik und dem Verhalten aus (TN1, Z. 210-212).

> „...wenn sie sich wohlfühlen, und zufrieden sind, sieht man es im Gesicht, sie werden dann auch ruhig, stören nicht oder machen gerne mit..." (TN2, Z. 80-81)

TN1 beschreibt in ihren Ausführungen, dass es BewohnerInnen gäbe, welche unter einer Aphasie leiden, hierbei gibt sie an, dass es fast unmöglich sei, verbal herauszufinden, wie das Befinden der Bewohnerin sei, dies könne nur über Beobachtung der Mimik und des Verhaltens geschehen (TN1, Z. 133-135). Ergänzend dazu berichtet sie weiterhin, dass es BewohnerInnen gebe, welche sehr viel reden, sie aber „...im Grunde genommen gar nichts sagen, also nichts Verständliches oder Sinnhaftes, da muss man dann schon schauen wie sieht das Gesicht aus, ablesen kannst du das dann nur im Gesicht..." (TN1, Z. 232-234). Jedoch können sich auch einige BewohnerInnen noch verbal äußern, in diesem Fall können sie dann durch Lob ausdrücken, was ihnen gefalle oder wenn sie sich freuen (TN3, Z. 45-46).

Auf der anderen Seite drücken die BewohnerInnen Missfallen oder Unwohlsein durch verbale Äußerungen wie Unruhe, Rufen oder Schreien aus, es könne auch zu körperlicher Abwehr kommen (TN1, Z. 219-220; TN3, Z. 28-29). Überforderung bzw. Unwohlsein drücken BewohnerInnen auch durch das Entziehen aus der Situation aus.

„...wenn das [die Musik] ihnen nicht gefällt, dann sieht man das schon auch
im Gesicht, dann schauen sie ganz komisch oder so abwertend und dann gibt
es auch BewohnerInnen die dann einfach aus dem Raum raus gehen..." (TN1,
Z. 68-70)

Und auch anhand der Mimik sei zu erkennen, welche Emotionen die BewohnerInnen bewegen. TN4 beschreibt, dass die Gesichtszüge bei Missfallen oder Unwohlsein dahingehend verändern, das man deutlich erkennen könne, ob sie böse, nervös, wütend oder auch ängstlich seien (TN4, Z. 227-229). TN1 schildert, dass das
Zeigen von Emotionen darauf hindeute, wie BewohnerInnen sich fühlen, insbesondere ob sie angespannt oder entspannt seien (TN1, Z. 211-212).

Schlussendlich sind sich alle Befragten einig, dass das Wohlbefinden der Demenzerkrankten über das Beobachten, insbesondere der Emotionen und des Verhaltens
am sichersten einzuschätzen sei (TN1, Z. 209-210; TN2, Z. 78-79; TN3, Z. 150-152,
TN4, Z. 210-213).

5 Diskussion der Ergebnisse

Das Ziel dieser Forschungsarbeit lag darin, die Wahrnehmungen der Pflegekräfte zur Wirkung von Musikinterventionen auf die PflegeheimbewohnerInnen, insbesondere hinsichtlich möglicher Veränderungen, zu erfassen. Dabei wurde der Fokus insbesondere auf den Einfluss der Musikinterventionen auf das Wohlbefinden der BewohnerInnen gelegt. Ferner sollten Aussagen zu der Umsetzbarkeit und den Rahmenbedingungen solcher Musikinterventionen getroffen werden. Basierend auf den Ergebnissen sollen im folgenden Kapitel zentrale Aspekte in Rückbezug auf die Erkenntnisse des theoretischen Rahmens (Kapitel 2) diskutiert werden. Die daraus resultierenden Perspektiven werden abschließend ebenso aufgezeigt wie die Limitationen der Forschungsarbeit.

5.1 Diskussion anhand der Forschungsfragen

Der einleitend gestellten Forschungsfrage, welche nach dem Einfluss von Musik auf Pflegeheimbewohner mit Demenz fragt, folgten mehrere Unterfragen. Zur besseren Strukturierung und sinnvollen Einordung der Ergebnisse werden die Unterfragen zusammengefasst und die Ergebnisse nachfolgend diskutiert.

Wie macht sich der Einfluss von Musik auf demenzerkrankte PflegeheimbewohnerInnen aus Sicht der Pflege(fach)kräfte bemerkbar?

Als direkte Wirkung der Musikinterventionen machten die Pflege(fach)kräfte unterschiedliche Beobachtungen. Als durchweg positiv wurde die Wirkung auf die Emotionen der BewohnerInnen eingeschätzt. Hierbei zeigt sich, dass die Musik, aber auch das Musizieren an sich große Freude bei den BewohnerInnen auslöste (vgl. Kapitel 4.1). Die Musik löste positive Emotionen aus, die BewohnerInnen zeigen beim Musikhören und Singen freudige und glückliche, lachende Gesichter. Diese grundlegende emotionale Reaktion wird vielfach in der Literatur beschrieben (Särkämö et al. 2014, 646; Chang et al. 2010, 946; Götell et al. 2007, 423; Sixmith und Gibson 2007, 134). Dabei führte dies zusätzlich zu einer Motivation, sich aktiv einzubringen und an dem Geschehen zu beteiligen. Bedeutsam ist dies insbesondere im spontanen Aufnehmen musikalischer Eigeninitiative von BewohnerInnen sowie spontanes Begleiten seitens der von anderen BewohnerInnen begonnener Lieder

© Springer Fachmedien Wiesbaden GmbH, ein Teil von Springer Nature 2019
A. Kersten, *Musikinterventionen und Demenz,* Best of Pflege,
https://doi.org/10.1007/978-3-658-26066-8_5

und somit aktiver Umsetzung aktueller Emotionen und Stimmungen in Musik. Diese Beobachtung beschreibt Fischer-Terworth bereits 2013 (Fischer-Terworth 2013, 85). Insbesondere fielen die Veränderungen dahingehend bei BewohnerInnen auf, welche zuvor wenig Motivation und Interesse zeigten, bei solchen Angeboten mitzumachen. Denn im Laufe der Interventionen wurden diese BewohnerInnen immer interessierter und auch offener für die Angebote, was letztendlich bei einigen auch dazu führte, dass bestimmte Angebote schon erwartet wurden.

Damit wird hier erstmals ein solcher Zusammenhang belegt: Die BewohnerInnen gewöhnten sich über den Zeitraum der Interventionen an die Angebote und erwarteten diese dann auch. Belege dafür waren bislang in der Literatur nicht zu finden.

Gerade bei der Intervention des Singens konnte die Freude daran sowie das aktive Mitgestalten, unabhängig von bzw. trotz jeweiligen und persönlichen Einschränkungen, beobachtet werden. Dies führt ebenso dazu, dass BewohnerInnen in ihrem Gesamtzustand wacher und konzentrierter gewirkt haben. Schon Clair hat dies 1996 in einer Studie belegen können – dabei zeigt sich, dass bei Menschen im späten Stadium der Demenz eine Wachheit hervorgerufen wird, welche sich in Kopfbewegungen, Augenzwinkern, Bewegung der Hände, oder auch lautlichen Reaktionen manifestiert (Clair 1996, 235). Der Aspekt der körperlichen Aktivierung wie dem Mitwippen, Mitklopfen oder Mitbewegen konnte vielfach von den Pflege(fach)kräften beobachtet werden (vgl. Kapitel 4.2). Zudem zeigte sich bei Sitztanz und Tanzcafé eine erstaunliche Vitalität und Aktivität der BewohnerInnen gepaart mit großer Freude an diese Aktivität. Die Bewegung zur Musik fördert dabei die Psychomotorik, Sensorik und Koordination und sowie das allgemeine Köperempfinden. Fischer-Terworth (2013) bestätigt dies in seiner Forschungsarbeit mit dem Hinweis, dass durch gestisch-mimischen und körperlich-rhythmischen Mitvollzug der Musik zur allgemeinen Vitalisierung beigetragen werden kann (Fischer-Terworth 2013, 87). Diese Beobachtungen konnten auch dadurch bestätigt werden, dass BewohnerInnen im Verlauf der Interventionen insgesamt aktiver an den Angeboten teilnahmen und sich mit großer Freude körperlich miteinbrachten.

Nach Aussagen der Pflege(fach)kräfte zeigten die BewohnerInnen die meiste Freude beim Singen sowie bei der Aktivität des Sitztanzes bzw. des Tanzcafés. Zurückzuführen ist dies auf die in früheren Zeiten gemachten positiven Erinnerungen mit der jeweiligen Aktivität (vgl. Kapitel 2.2.3), Fischer-Terworth bestätigt dies

(Fischer-Terworth 2013, 83). Die Musikinterventionen haben zudem zur Verbesserung der Stimmung geführt, dabei hat die Beschäftigung durch die Angebote, speziell das Singen, Tanzen, aber auch Musikhören, wesentlich zur Zufriedenheit der BewohnerInnen beigetragen. Belegt ist dies bereits in Studien von Särkämö et al. (2013, 643), Lin et al. (2011, 674), Chang et al. (2010, 946) und Götell et al. (2007, 425).

Ein weiterer positiver Aspekt zeigt sich darin, dass sich die Musik beruhigend auf die BewohnerInnen auswirkt. Dies macht sich bemerkbar in dem Nachlassen motorischer Unruhe (vgl. Kapitel 4.1) sowie in dem Lösen von inneren Spannungen und Stress, welche BewohnerInnen in sich tragen. Dies führte in einigen Fällen zu einer Verbesserung im Umgang mit den BewohnerInnen durch die Pflege(fach)kräfte, da sich störende Verhaltensweisen, wie etwa verbale Äußerungen oder rastloses Umherlaufen reduziert haben. Auch Ray et al. (2015, 4) Sakamato et al. (2013, 781) und Choi et al. (2009, 479) gehen in ihren Studien darauf ein. Gezeigt hat sich dies jedoch nicht bei allen BewohnerInnen gleichermaßen, dies könnte zum einen auf die jeweilige Persönlichkeitsstruktur zurückzuführen sein und auf der anderen Seite auch vom jeweiligen Krankheitsstadium abhängen, hier wären differenzierte Forschungsansätze nötig.

Von einer vermehrt geistigen Aktivierung lässt sich sprechen, wenn man das Erinnerungsvermögen der BewohnerInnen an Lieder aus der Kindheit und Jugend betrachtet (vgl. Kapitel 4.1). Dieses hat sich bei einigen BewohnerInnen als sehr ausgeprägt herausgestellt, zudem haben BewohnerInnen Reaktionen auf falsche Melodien oder Texte gezeigt – hier lassen sich die noch vorhandenen kognitiven Ressourcen, welche in jungen Jahren angelegt worden sind, wieder abrufen – dies deckt sich mit den in Kapitel 2.2.1 dargestellten Erkenntnissen, innerhalb welcher aufgezeigt wird, welche neurologischen Strukturen trotz einer Demenz erhalten bleiben. Diese Erkenntnisse beziehen sich jedoch ausschließlich auf PatientInnen mit Alzheimer-Demenz. Inwieweit eine direkte Übertragbarkeit möglich ist bleibt fraglich, da nicht erhoben wurde, unter welcher Form die hier untersuchten BewohnerInnen leiden, bei denen vergleichbare Phänomene beobachtet wurden. Jedoch lassen sich hier Parallelen erkennen.

Den positiven Wirkungen stehen jedoch auch negative Auswirkungen der Musikinterventionen gegenüber. Dies zeigte sich insbesondere bei einigen BewohnerInnen, welche am Abend Musik auf ihrem Zimmer hörten. Diese war eigentlich zur Beruhigung vorgesehen. Hier zeigte sich jedoch, dass die Betroffenen eher aktiviert wurden und das Bett verließen. Insofern wäre hier zu überprüfen, inwieweit dies an der Musikauswahl oder auch der individuellen Persönlichkeitsstruktur gelegen haben könnte. Hierbei sollten für die Zukunft weitere Untersuchungen angedacht werden. Denkbar ist zudem der Aspekt, dass Musik am Abend für bestimmte Persönlichkeitsstrukturen generell nicht gewinnbringend ist, d. h. beruhigend wirkt. Dazu sind in der Literatur jedoch bislang keine Erkenntnisse zu finden.

Des Weiteren haben die Beobachtungen der Pflege(fach)kräfte gezeigt, dass bei BewohnerInnen mit einem generell schon ausgeprägten Bewegungsdrang und unruhigem Wesen ein ständiger Musikreiz zu einer zusätzlichen Unruhe führt (Kapitel 4.2 und 4.5). Hierbei wurden die Sinne der BewohnerInnen überreizt, eine nötige Orientierung und Strukturierung des Selbst ist nicht mehr möglich. Die Reaktion darauf war entweder ein übersteigerter Bewegungsdrang oder der Versuch, sich der Situation zu entziehen (Kiewitt 2005, 86). In diesem Zusammenhang äußerten die Pflege(fach)kräfte ihre negativen Erfahrungen mit „Dauerbeschallung", auf welche die BewohnerInnen ähnlich reagierten. Damit bestätigten sie die allgemeingültige Erfahrung, dass akustische Reize nicht grundsätzlich als angenehm empfunden werden, auch Raglio et al. (2012, 310) gehen in ihrer Studie darauf ein. Hier stellt sich die Frage nach einer sinnvollen Einbindung von Musikkomponenten, welche keinen Raum für Überforderung gibt und die BewohnerInnen dennoch davon profitieren lässt.

Welches sind die (langfristigen/kurzfristigen) Auswirkungen des Musikangebots auf die demenzerkrankten BewohnerInnen und wie werden sie von Pflege(fach)kräften wahrgenommen?

Nach Angaben der Pflege(fach)kräfte zeigt sich ein zentraler Aspekt in der Strukturierung des Tages (vgl. Kapitel 4.2). Diese wird zunächst vom Pflegepersonal und den Betreuungsassistenten des Wohnbereiches vorgenommen. Die Musikinterventionen bilden in der Beschäftigung der BewohnerInnen eine positiv erlebte Struktur, welche sich im Laufe der Interventionen so verfestigte, dass die Beobachtung beschrieben wurde, dass BewohnerInnen aktiv danach fragten, bzw. diese zu bestimmten Uhrzeiten schon erwarteten. Dass eine Strukturierung des Alltages der

Demenzerkrankten unerlässlich ist und für sie einen wesentlichen Teil des Personseins darstellt (Willig 2012, 132), steht außer Frage, einen wichtigen Beitrag dazu konnten die Interventionen leisten.

Die Freude, welche die Musikinterventionen den BewohnerInnen bereitet hat, wurde besonders beim Musizieren in der Gruppe beobachtet. Die Beobachtungen zeigen, dass sich anfänglich scheue BewohnerInnen im Laufe der Zeit aktiv eingebachten und beteiligten. Zurückzuführen ist dies darauf, dass demente Menschen in der Gruppe einen geschützten Rahmen finden, sie nehmen wahr, dass sie noch etwas können, beteiligen sich dadurch aktiv und können sich auch wertgeschätzt fühlen (Sixsmith und Gibson 2007, 127). Zudem liefert die Musik einen Zugang zu den eigenen Emotionen und kann als Kommunikationsmittel zu ihrem Ausdruck dienen (vgl. Kapitel 2.2.3).

Außerdem zeigte sich eine enorme Motivation einzelner BewohnerInnen zur aktiven Teilnahme am Singen. Bemerkenswert ist hierbei ein Beispiel, in welchem eine Bewohnerin bis zu den Musikinterventionen noch nie mitgesungen hatte, und damit im Laufe der Projektzeit begann. Hinzu kommt, dass eine Beteiligung trotz Sprach- und Textschwierigkeiten erkennbar war und sich auch hier wieder die Freude an der Aktivität abbildete. Damit kann man mit der Intervention eine Förderung sozialer Kommunikation und Interaktion herbeiführen. Probst et. al (in Fischer-Terworth 2013, 88) postulieren dies mit dem Hinweis, dass bei gemeinsamer musikalischer Aktivität kommunikative Kompetenzen wie die Herstellung gemeinsamer Aufmerksamkeit und die Initiierung verbaler oder nonverbaler Kommunikationsakte aufgebaut werden.

Seitens der BewohnerInnen zeigte sich vereinzelt, dass die Musik im Zimmer am Morgen unterstützend in der Interaktion wirkte (Kapitel 4.2 und 4.4). Die Pflege(fach)kräfte berichteten hierbei zum einen, dass die Musik zu einer positiven Stimmung beigetragen habe und sich dies zum anderen auf den (komplikationslosen) Umgang mit der Bewohnerin ausgewirkt habe. Inwieweit dieses Phänomen langfristig und übertragbar auf andere Betroffene ist, kann nicht genau gesagt werden, bei anderen BewohnerInnen wurden keine diesbezüglichen Veränderungen festgestellt. Hierfür müssten wesentlich genauere Beobachtungen über einen längeren Zeitraum vorgenommen werden. Jedoch kann dies als erstes Zeichen für eine Wirkweise von Musik am Morgen gewertet werden.

Anders als in der Literatur beschrieben, zeigten sich die Veränderungen des Ver-
hältnisses der BewohnerInnen untereinander. Hier berichteten die Befragten übereinstimmend, dass es zu keinen wesentlichen Veränderungen gekommen sei (Kapitel 4.2). Zurückzuführen könnte dies darauf sein, wie die Befragten angaben, dass
sie die Bewohnerstruktur während des Befragungszeitraumes als eine sehr homo-
gene, insgesamt umgängliche und untereinander wohlwollende Gemeinschaft erlebten, so dass ausgehend von diesem hohen Niveau eine Verbesserung nicht zu
erwarten war.

Die Befragungen bestätigten, dass sich biografieorientierte Musik in allen Fällen positiv auf die BewohnerInnen auswirke. Dies bezieht sich sowohl auf die allgemeine
Freude beim Hören und Singen altbekannter Lieder als auch auf die Aktivierung zur
Teilnahme an den Aktivitäten, selbst wenn sprachliche und kognitive Einschränkungen vorliegen. Wie in Kapitel 2.2.3 beschrieben, wurden durch die Lieder, welche
mit zumeist positiv belegten Erinnerungen verknüpft sind, positive Emotionen hervorgerufen. Dies lässt sich aus den Beobachtungen der Pflege(fach)kräfte schlie-
ßen, biografieorientierte Musik löse freudige und glückliche Emotionen bei den BewohnerInnen aus und motiviere sie zu einer aktiven Teilnahme am Geschehen. In
einem weiteren Fall zeigte sich, dass Musik, welche zu früheren Zeiten bevorzugt
gehört wurde, die körperliche Agitation senken und auch kognitive Spannungen lösen konnte (vgl. Kapitel 4.3), dies kann die Literatur zudem bestätigen (Matthews
2015, 578; Chang et al. 2015, 3426).

Die Aussagen der Befragten stützen sich im Großteil der Fälle auf Beobachtungen.
Insbesondere in Hinblick auf das Wohlbefinden der BewohnerInnen sind Pflegende
auf Beobachtungen angewiesen. In Kapitel 3.2.3 wird beschrieben, mithilfe welcher
Methoden das Wohlbefinden und die Lebensqualität eingeschätzt werden kann.
Hierbei zeigte sich, dass dies für Menschen im letzten, schwersten Stadium der
Demenz fast ausschließlich über Beobachtungen realisierbar ist. Innerhalb der Befragungen konnte dies bestätigt werden, damit erwies sich die Befragung zu Beobachtungen der Pflegenden bezüglich möglicher Veränderungen als eine geeignete Methode.

Jedoch kam auch mehrfach zur Sprache, dass eine Einschätzung zu Gefühlen und
Wahrnehmungen der BewohnerInnen teilweise sehr schwer ist. Dies ist in Hinblick
auf das komplexe Krankheitsbild durchaus nachvollziehbar. Jedoch beschreiben

insbesondere Bär et al. (2003, 456) dass nonverbale Signale häufig nicht ausreichend differenziert wahrgenommen und interpretiert werden. Zudem stellen Burgener et al. (2002, 88) fest, dass die Qualität der Beobachtung abhängig ist vom Schulungsgrad des Beobachtenden sowie der Unabhängigkeit der Einschätzung der Situation, da die aktuellen beruflichen Belastungen negativ mit der Einschätzung zu Verhalten und Zustand des Bewohners korrelieren. Daher hängen die Ergebnisse hierbei stark von den jeweiligen Kompetenzen sowie den Rahmenbedingungen ab.

Eine zusätzliche Möglichkeit zur Beobachtung möglicher Veränderungen durch die Musikinterventionen bei den BewohnerInnen hätte in einer eigenen Beobachtung durch die Forschende gelegen. Dies war jedoch im zeitlichen Rahmen dieser Masterarbeit nicht möglich.

Inwieweit beeinflussen die Interventionen die strukturellen und organisatorischen Rahmenbedingungen der Station und welche Faktoren werden als förderlich, welche als hemmend für die Umsetzung der Interventionen erlebt?

Die Beeinflussung der Rahmenbedingungen wurde von den Befragten nur indirekt angesprochen. Die Rückmeldungen zu den Interventionen waren großenteils positiv, die Befragten können sich vorstellen, dass es weiterhin Musikangebote auf dem Wohnbereich gibt und befürworten eine Weiterführung der Angebote, da diese für viel Abwechslung im Tagesgeschehen der BewohnerInnen sorgen. Kontrovers wurde die eigene Einbindung in die Interventionen diskutiert, zum einen macht es einigen Pflege(fach)kräften sehr viel Freude, mit den BewohnerInnen zusammen aktiv das Tanzcafé zu gestalten, auf der anderen Seite wird es als belastend erlebt, zusätzlich zu den anfallenden Aufgaben noch mit den BewohnerInnen zu singen, auch wenn der direkte Nutzen durch die Pflegenden erkennbar ist. Zudem wird auch deutlich, dass es von den persönlichen Interessen abhängt, woran die/der jeweilige Pflegende Freude hat. Konses hat jedoch der Aspekt gefunden, dass, wären die zeitlichen Ressourcen auf dem Wohnbereich gegeben, sich alle Befragten gerne mit den BewohnerInnen beschäftigen.

Kritisch wird die Handhabbarkeit einiger Interventionen gesehen. Dazu zählen zunächst die Musikkissen. Diese werden genutzt, jedoch kommen die BewohnerInnen mit der Bedienung der Abspielgeräte alleine nicht zurecht. Hier muss die Bedienung für den jeweiligen Bewohnenden von einer Pflegekraft vorgenommen werden. Zudem erwies sich, wie in Kapitel 4.4 beschrieben, das Karaoke-Singen nicht für jeden der BewohnerInnen als umsetzbar. Denkbar wäre hier der Versuch mit einer anderen Version, welche die Lieder und den dazugehörigen Text langsamer abspielt. Das Musikzimmer erwies sich als praktikabel. Es wurde von einigen BewohnerInnen aktiv, von anderen nur zufällig oder im Rahmen einer Intervention aufgesucht. Dies spricht nicht gegen die dort stattgefundenen Interventionen. Jedoch sollte eingehender untersucht werden, welche Vor- und Nachteile es mit sich bringt, die hier untersuchten Interventionen in einem eigenen Musikzimmer oder in anderen Räumlichkeiten durchzuführen.

Ferner müssen die grundsätzlichen methodischen Möglichkeiten an die individuellen Kompetenzen der Demenzpatienten im jeweiligen Krankheitsstadium angepasst werden. Des Weiteren gibt es BewohnerInnen, welche sich dem Musikreiz selbst entziehen können, jedoch sind nicht mehr alle BewohnerInnen so mobil. Deshalb ist es sinnvoll, auf die Zeiträume zu achten, eine punktuelle Musikwiedergabe erschien den Befragten wesentlich hilfreicher und auch nützlicher als „Dauerbeschallung". In der Mehrheit sprachen sich die Befragten für das regelmäßige Einführen von Interventionen ausgesprochen, welche Musik mit Bewegung verbindet. Da die BewohnerInnen häufig lange Zeit sitzen, scheint eine körperliche Aktivierung in Zusammenhang mit musikalischem Hintergrund hilfreich, um den BewohnerInnen auch im Sinne des Körperempfindens eine Struktur zu bieten.

5.2 Perspektiven und Limitationen

Das Konstrukt der Lebensqualität steht im Mittelpunkt als ein Schlüsselkonzept in der Versorgung chronisch kranker Menschen. Musiktherapie und Musikinterventionen liefern dazu einen wichtigen Beitrag innerhalb der psychosozialen Interventionen. Die innerhalb dieses Forschungsvorhabens gewonnenen Erkenntnisse bestätigen, dass die hier eingesetzten Musikinterventionen zumeist als positiver Wirkfaktor dienen. Dies stellt sich in Rückbezug auf den im Theorieteil beschriebenen Aspekt der Lebensqualität und des Wohlbefindens als elementar heraus. Dabei kann, ausgehend von den beschriebenen Definitionen von Lebensqualität und Wohlbefinden, innerhalb der hier vorgestellten Ergebnisse von einem deutlich positiven Einfluss auf die kognitiven und emotionalen Bereiche der PflegeheimbewohnerInnen ausgegangen werden. Differenzierte Ergebnisse zu den Wirkweisen auf die spezifischen Lebensbereiche konnten jedoch nicht ausgemacht werden. Gerade hinsichtlich der Komplexität des Krankheitsbildes stellt die Einbindung von Musik in den Alltag demenzerkrankter PflegeheimbewohnerInnen eine Chance dar, als langfristige und etablierte Intervention einen Beitrag zum Erhalt und der Förderung des Wohlbefindens und der Lebensqualität zu leisten.

Wie teils auch schon in den Befragungen deutlich wurde, ist eine qualifizierte musikalische Betreuung oft eine zusätzliche finanzielle und zeitliche Belastung. Hierbei sollte von seiten der Gesundheitspolitik ein vermehrtes Augenmerk auf die Erarbeitung passender Konzepte und Finanzierungsmöglichkeiten gelegt werden, da langfristig Lösungen notwendig sind, die die positive Wirkung und das unterstützende Potential von Musik garantieren. Wie auch bei der Literaturrecherche deutlich wurde, existieren bislang nur unzureichende Erkenntnisse bezüglich langfristiger Wirkweisen von Musiktherapien.

Wie in der Diskussion der Ergebnisse auch deutlich wurde, war eine Ausdifferenzierung bezüglich der unterschiedlichen Ausprägungen des Krankheitsbildes der PflegeheimbewohnerInnen nicht möglich. Hier bleibt grundsätzlich offen, inwieweit, abhängig von den unterschiedlichen Formen der Demenzen, musikalische Stimuli unter Berücksichtigung der individuellen Schweregrade verarbeitet werden. Die Befragungen zu den jeweiligen Beobachtungen der Pflegenden stellen hierbei einen ersten Anhaltspunkt dar, dieser muss weiter ausdifferenziert werden. Erste Ergebnisse zu entspannungsfördernden und aktivierungsfördernden Elementen der musikalisch-rezeptiven Interventionen konnten in der biografieorientierten Musik ausdifferenziert werden. Die Wirkung von musikalischen Stimuli in Hinblick auf zeitstrukturierende Merkmale (Musikinterventionen zu unterschiedlichen Tageszeiten mit unterschiedlichen Wirkungen) und in Hinblick auf das jeweilige Krankheitsstadium objektivierend zu erfassen bleibt ein Desiderat der Forschung, denn die Ergebnisse aus dieser Forschungsarbeit stellten sich diesbezüglich als sehr heterogen heraus und können bestenfalls Tendenzen aufzeigen, obwohl die Gruppe der BewohnerInnen bezüglich des Schweregrades sehr homogen war: Alle zeigten

schwere Demenz. Aus pflegewissenschaftlicher Perspektive wäre es deshalb denkbar, die Entwicklung eines Standards zur musikalischen Anamnese voranzutreiben,
die potenzielle Zielgruppe kann hierbei besser eingegrenzt werden, biografiorien-
tierte Vorlieben von Musikgenres können erfasst und damit ein individuelles Angebot für PflegeheimbewohnerInnen geschaffen werden. Voraussetzung dafür ist in
jedem Fall die Schaffung geeigneter Rahmenbedingungen mit vorhandenen Ressourcen zur Umsetzung.

Gemäß des explorativen Charakters der Forschungsarbeit konnten erste Aussagen
zu Wirkweisen von Musikinterventionen aus Sicht der Pflegenden getroffen werden.
Jedoch können die Ergebnisse bestenfalls ein erster Anhaltspunkt sein, da im Rahmen der Forschungsarbeit nur eine kleine Stichprobe befragt werden konnte.

Die Ergebnisse stützen sich nur auf die Beobachtungen und Aussagen der
Pflege(fach)kräfte, eine Beobachtung der Forschenden direkt im Feld war aufgrund
zeitlicher Limitationen nicht möglich. Auch dies bleibt ein Desiderat der Forschung.

Zudem ist eine Vergleichbarkeit der Ergebnisse aufgrund der schlechten Datenlage
für Pflegeheime begrenzt. Hinzu kommt, dass sich bestehende Arbeiten nur auf Musiktherapien beziehen, innerhalb dieses Projekts kam jedoch ein Mix aus Musiktherapie und Musikinterventionen zum Einsatz. Eine direkte Vergleichbarkeit ist deshalb ausgeschlossen, weitere Studien sind nötig.

Für die Wirksamkeit über einen längeren Zeitraum konnten seitens der Pflegenden
keine Aussagen getroffen werden. Auch hierzu wäre es hilfreich, weitere Untersuchungen vorzunehmen.

Die in der vergleichenden Literatur dargestellten Ergebnisse bezogen sich im Großteil auf Menschen mit Alzheimer-Demenz. Innerhalb des Forschungsprojektes auf
dem hier untersuchten Wohnbereich der Else-Heydlauf-Stiftung sind BewohnerInnen mit unterschiedlichen Demenzformen eingeschlossen. Hierbei war es nicht
möglich, im Einzelnen auszudifferenzieren, welche Wirkweisen für welche Form der
Demenz spezifisch sind. Die Ergebnisse sind deshalb nur bedingt übertragbar.

6 Fazit

6.1 Reflexion des Forschungsprozesses

Innerhalb dieses Kapitels wird, wie in Kapitel 3.1 bereits angesprochen, eine Reflexion des Forschungsprozesses anhand der Gütekriterien nach Steinke (2015) vorgenommen. Da für die qualitative im Unterschied zur quantitativen Forschung kein Anspruch auf eine intersubjektive Überprüfbarkeit erhoben werden kann – eine identische Replikation einer Untersuchung ist aufgrund der begrenzten Standardisierbarkeit des Vorgehens in der qualitativen Forschung schwer möglich – scheint hier der Anspruch auf *intersubjektive Nachvollziehbarkeit* angemessen (Steinke 2015, 324). Dafür schlägt Steinke drei Wege zur Sicherung und Prüfung der Nachvollziehbarkeit vor: die Dokumentation des Forschungsprozesses, die Interpretation in der Gruppe und die Anwendung kodifizierter Verfahren (ebd., 324-326). Innerhalb der Dokumentation des Forschungsprozesses soll dem externen Publikum die Möglichkeit gegeben werden, die Untersuchung detailliert zu verfolgen und den Forschungsprozess und die daraus hervorgegangenen Ergebnisse zu bewerten.

Innerhalb dieser Forschungsarbeit wird die Methode der Datenerhebung (Kapitel 3.2.1), der Feldzugang und die Stichprobe (Kapitel 3.2.2) sowie die Datenauswertung inklusive Transkription (Kapitel 3.3) detailliert beschrieben. Die Entscheidung für die Methodenauswahl wird begründet, eine ausführliche Darstellung der Ergebnisse erfolgt in Kapitel 4. Die nach Steinke vorgeschlagene Diskussion und Interpretation in Gruppen konnte im Rahmen der Masterarbeit nicht umgesetzt werden. Jedoch fand ein enger Austausch mit der Projektleitung sowie mit Komilitoninnen desselben Fachbereiches statt. Die Anwendung kodifizierter Verfahren überprüft die Vereinheitlichung methodischer Verfahren. Dabei wurde in dieser Arbeit nach der qualitativen Inhaltsanalyse nach Mayring vorgegangen.

Das zweite Kriterium, die *Indikation des Forschungsprozesses*, ist weiter gefasst als die Forderung nach Gegenstandsangemessenheit, da nicht nur die Angemessenheit der Erhebungs- und Auswertungsmethode, sondern der gesamte Forschungsprozess hinsichtlich seiner Angemessenheit (Indikation) beurteilt wird (Steinke 2015, 326). Dabei wird die Indikation des qualitativen Vorgehens, das gewählte Design und die Auswertungsmethode in Kapitel 3.1 und Kapitel 3.3 ausführlich begründet. Sie erwies sich auch retrospektiv als passend für das Forschungsvorhaben.

© Springer Fachmedien Wiesbaden GmbH, ein Teil von Springer Nature 2019
A. Kersten, *Musikinterventionen und Demenz*, Best of Pflege,
https://doi.org/10.1007/978-3-658-26066-8_6

Dies liegt nicht nur in der Offenheit des explorativen Charakters, vielmehr wurde auch eine Struktur zur Erarbeitung der Forschungsfrage vorgegeben. Insbesondere die subjektiven Perspektiven in Bezug auf den Gegenstand konnten im alltäglichen Kontext der Befragten untersucht werden. Die Transkriptionsregeln erwiesen sich als handhabbar und angemessen für die Erstellung der Auswertung. Jedoch erwies es sich hierbei als Nachteil, die Analyse der Interviews alleine durchzuführen, da es zeitweise aufgrund der fehlenden Distanz zu dem Datenmaterial schwierig erschien, die intersubjektive Nachvollziehbarkeit herzustellen. Die Samplingstrategie wird weiterhin als passend empfunden. Aufgrund der Begrenzung der Anzahl der Teammitglieder des Wohnbereiches scheint die Befragung von drei von fünf Pflegefachkräften, auch in Hinblick auf den zeitlichen Rahmen der Masterarbeit, angemessen. Zudem wurde, begründet durch den in Altenhilfeeinrichtungen vorherrschenden Qualifikationsmix, ein/e AltenpflegehelferIn in die Befragung mit einbezogen. Dies gewährleistete einen umfassenden Einblick in die subjektiven Wahrnehmungen der Pflege(fach)kräfte bezüglich der Wirkung von Musikinterventionen auf die Demenzerkrankten auf diesem Wohnbereich.

Die *empirische Verankerung* stellt das dritte Kriterium nach Steinke dar. Hierbei wurde vom deduktiven Vorgehen nach Steinke (2015, 328) abgewichen. Vielmehr wurde ein induktives Vorgehen gewählt, um das Forschungsfeld mit der nötigen Offenheit zu bearbeiten und im Weiteren die Verknüpfung des theoretischen Rahmens mit den empirischen Ergebnissen zu überprüfen. Dennoch wurde mit Mayring ein kodifiziertes Verfahren angewandt sowie die Ergebnisse mit Textstellen aus den Interviews belegt (Kapitel 4). Diese konnten im Anschluss mit anderen empirischen Studien verglichen und diskutiert werden (Kapitel 5).

Als viertes Kriterium führt Steinke die *Limitation* an, um im Sinne eines „testing the limits" die Grenzen des Geltungsbereiches, d. h. der Verallgemeinerbarkeit der Ergebnisse zu prüfen (Steinke 2015, 329). Da es sich bei der Masterarbeit um die Einbindung in ein spezifisches Projekt in einem spezifischen Setting handelt, gelten die Ergebnisse zunächst nur für den Wohnbereich „Domus-WG" der Else-Heydlauf-Stiftung. Jedoch kann von einer begrenzten Übertragbarkeit ausgegangen werden, da die Ergebnisse mit Erkenntnissen aus anderen Studien übereinstimmen (Kapitel 5.1). Des Weiteren gilt es in folgenden Forschungen zu überprüfen, inwieweit auch andere Settings davon profitieren, siehe dazu auch Kapitel 5.2.

Die *Kohärenz*, das fünfte Kriterium nach Steinke, soll prüfen, ob die Ergebnisse und Theorien in sich konsistent sind. Dabei ist zu überprüfen, ob Widersprüche in den Daten und Interpretationen bearbeitet werden. Ungelöste Fragen und Widersprüche sind offenzulegen (Steinke 2015, 330). Widersprüchlichkeiten in den Daten und Ergebnissen konnten mit KomilitonInnen desselben Fachbereiches diskutiert werden. Diese werden in Kapitel 5 dargestellt und diskutiert.

Das sechste Kriterium legt den Schwerpunkt auf die *Relevanz*. Die entwickelten Theorien sind hinsichtlich ihres pragmatischen Nutzens zu beurteilen. Dabei wird die Relevanz der Fragestellung rücküberprüft sowie der Mehrwert für den praktischen Nutzen der Forschungsarbeit reflektiert (Steinke 2015, 330). Einleitend konnte innerhalb dieser Arbeit die Relevanz der Forschungthematik ausführlich dargestellt werden. Die sich daran anschließende begründete Forschungsfrage stellte einen Rahmen für das zu erarbeitende Forschungsfeld dar. Bezugnehmend darauf wurde in Kapitel 5.1 die Beantwortung dieser ausführlich diskutiert. Ferner wurden in Kapitel 5.2 die Bedeutung und Konsequenzen der gewonnenen Erkenntnisse diskutiert und transparent gemacht.

Im letzten Kriterium, *der reflektierten Subjektivität*, wird überprüft, inwiefern die konstituierende Rolle des Forschenden als Subjekt (mit ihren/seinen Forschungsinteressen, Vorannahmen, Kommunikationsstilen, und ihrem/seinem biografischen Hintergrund) methodisch reflektiert in die Theoriebildung einbezogen wird (Steinke 2015, 330-331). Hierzu wurde in Kapitel 3.2.2 der Zugang zum Feld sowie auch die Rolle der Interviewerin im Kapitel 3.2.5 dargestellt. Zudem konnten die Gesprächsverlaufspläne als hilfreiche Ergänzung zu den jeweiligen Interviewsituationen genutzt werden. Auch die Selbstbeobachtung der Forscherin im Forschungsprozess spiegelt sich in der Reflexion dieses wieder.

Insgesamt wird der Forschungsprozess als gelungen angesehen, die aufgewandte Zeit trug für die Forschende zur persönlichen Weiterentwicklung bei. Die intensive Auseinandersetzung mit den empirischen Methoden sowie die Nutzung und Durchführung dieser führte trotz anfänglicher Unsicherheiten zu einer enormen Erweiterung des Wissens- und Erfahrungsschatzes. Dabei konnte diese Arbeit nicht zuletzt aufgrund eines im Vorfeld entwickelten Zeitplanes stringent durchgeführt werden. Bei der Entwicklung des Interviewleitfadens erwies sich der Austausch mit KomilitonInnen als sehr hilfreich. Besonders hilfreich waren sich zudem die vielfältigen

Unterfragen des Leitfadens, da diese insbesondere bei Nichtzustandekommen des Redeflusses nötig waren, um die Erfahrungen der Befragten herauszulocken. Der Zugang zum Feld wurde der Forschenden aufgrund unterschiedlicher Aufgabenfelder innerhalb des Projektes im Vorfeld der Erhebung sehr erleichtert und ergab unkompliziert die Bereitschaft der Pflege(fach)kräfte zur Teilnahme an den Interviews, dies war sehr hilfreich. Dabei erwies sich die persönliche Kontaktaufnahme als der geeignete Weg; das zusätzlich ausgegebene Informationsblatt sowie die ausführliche Einverständniserklärung mit Hinweisen zum Datenschutz (Anhang 3) konnten Bedenken der Teilnehmenden ausräumen, wie Rückmeldungen der Befragten bestätigten. Die Interviewsituationen waren unkompliziert und sehr erkenntnisreich. Zu einer genaueren und umfassenderen Einschätzung zur Forschungsthematik wären weitere Interviews sicherlich sehr hilfreich gewesen. Dies konnte jedoch aufgrund der Mitarbeitendenzahl sowie des begrenzten Zeitrahmens der Forschungsarbeit nicht realisiert werden. Die Interviewsituationen richteten sich zeitlich und örtlich nach den Wünschen der Befragten. Dies trug zu einer entspannten und angenehmen Atmosphäre bei. Jedoch kann nicht ausgeschlossen werden, dass durch die Nähe zum Gegenstand die Offenheit der Aussagen begrenzt wurde. Für weitere Untersuchungen wäre daher zu erwägen, als Ort der Befragung grundsätzlich nicht den Ort des Befragungsthemas zu wählen.

6.2 Zusammenfassende Betrachtung

Die vorangegangenen Ausführungen haben verdeutlicht, dass Musik im Alter in ihren unterschiedlichen Formen ein wichtiger Bestandteil des Alltags und ein zentraler Bezugspunkt im und zum Leben älterer, demenzerkrankter Menschen ist. Singen und Musizieren stellen dem Interessens- und Kompetenzprofil von demenzerkrankten Pflegeheimbewohner angepasste positive Aktivitäten dar, welche größtenteils und selbständig durchführbar sind. Sie schaffen das Bewusstsein für verloren geglaubte Ressourcen, unterstützen die BewohnerInnen beim Erinnern und schaffen so, sollte es auch nur für eine kurze Zeit sein, einen Zugang zur eigenen Persönlichkeit und zum Selbst. Dabei sind sie strukturgebend und bieten die Möglichkeit, auf Bekanntes zurückzugreifen. Über den Ausdruck der Emotionen gelingt es ihnen, einen Zugang zur Außenwelt zu schaffen und damit auch, mit ihrer Umwelt zu kommunizieren.

Die Erkenntnisse dieser Arbeit können dahingehend sensibilisieren, die Notwendigkeit weiterer Untersuchungsansätze für bislang fehlende Wirkungsmodelle und Erklärungsansätze voranzutreiben. Das Verhältnis zwischen Demenz als neurodegenerativer Prozess und Musik als komplexer auditorischer Leistung bleibt ein, in ihrem Zusammenwirken bislang noch zu wenig beforschtes Feld. Da sich erste Hinweise ergeben haben, dass die Wirkung der Musik auf PflegeheimbewoherInnen auch Pflegenden ihre anspruchs- und verantwortungsvolle Pflege erleichtern können, ist es von bedeutender Relevanz, diesen Zusammenhängen nachzugehen, um ein, gerade in Zeiten des Pflegenotstandes, für die Pflegenden adäquates und angenehmes Arbeitsumfeld zu schaffen. Hierbei kann sich Musik als eine Stärke benannt werden, die dazu beiträgt, das Interesse der Pflegenden an der Betreuung zu stärken. Dementsprechend ist es auch zu unterstützen, dass Pflegende mit BewohnerInnen auf eine Art Kontakt aufnehmen, durch welche Begegnung, Selbstausdruck, emotionale oder auch taktile Stimulation möglich ist – die Ergebnisse konnten dies in einigen Aspekten bestätigen, weitere Forschungsarbeiten müssen dazu angedacht werden.

Insbesondere im Hinblick auf positive Wirkzusammenhänge, welche das Wohlbefinden steigern und maßgeblich zu einer Förderung der Lebensqualität beitragen, ist es notwendig, für demenzerkrankte PflegeheimbewohnerInnen den Zugang zu Musikinterventionen zu schaffen, um ihnen trotz ihrer schweren Erkrankung einen Lebensabend in Würde zu ermöglichen.

Literaturverzeichnis

Adler, Franziska. 2011. Neurophysiologische Aspekte im Erinnern vertrauter Lieder bei Menschen mit Alzheimer-Demenz. In: Wosch, Thomas (Hrsg.). 2011. *Musik und Alter in Therapie und Pflege. Grundlagen, Institutionen und Praxis der Musiktherapie im Alter und bei Demenz.* Stuttgart: Kohlhammer Verlag.

Alzheimer's Disease International. Anzahl von Demenzpatienten nach Ländereinkommensgruppen weltweit in den Jahren von 2015 bis 2050. https://de.statista.com/statistik/daten/studie/468108/umfrage/anzahl-von-demenzpatienten-nach-laendereinkommensgruppen.

Altridge, David (Hrsg.). 2003. *Music Therapy World. Musiktherapie in der Behandlung von Demenz.* Norderstedt: Book on Demand.

Arroyo-Anlló, Eva M.; Poveda Díaz, Juan und Roger Gil. 2013. Familiar Music as an Enhancer of Self-Consciousness in Patients with Alzheimer's Disease. In: *BioMed Research International.* https://www.ncbi.nlm.nih.gov/pmc/articles/PMC3784147/. [20.06.2017]

Badura, Bernhard; Schröder, Helmut; Klose, Joachim und Katrin Macco. 2010. *Fehlzeiten-Report 2009. Arbeit und Psyche: Belastungen reduzieren — Wohlbefinden fördern Zahlen, Daten, Analysen aus allen Branchen der Wirtschaft.* Berlin Heidelberg: Springer Verlag.

Bär, Marion; Kruse, Anderas und Susanna Re. 2003. Emotional bedeutsame Situationen im Alltag demenzerkrankter Heimbewohner. In: *Zeitschrift für Gerontologie und Geriatrie* 36(6): 454-462.

Baird, Amee und Séverine Samson. 2009. Memory for Music in Alzehimer's Disease: unforgettable? In: *Neurophysiology Review* 19(1): 85-101.

Baur, Nina und Jörg Blasius (Hrsg.). 2014. *Handbuch Methoden der empirischen Sozialforschung.* Wiesbaden: Springer Fachmedien.

Becker, Stefanie; Kaspar, Roman und Michael Lindenthal. 2010. Zentrale theoretische Zugänge zur Lebensqualität bei Demenz. In: Kruse, Andreas (Hrsg.). 2010. *Lebensqualität bei Demenz. Zum gesellschaftlichen und individuellen Umgang mit einer Grenzsituation im Alter.* Heidelberg: Akademische Verlagsgesellschaft.

Becker, Stefanie; Kruse, Andreas; Schröder, Johannes und Ulrich Seidl. 2005. Das Heidelberger Instrument zur Erfassung von Lebensqualität bei Demenz. Dimensionen und Lebensqualität und deren Operationalisierung. In: *Zeitschrift für Gerontologie und Geriatrie* 38(2): 108-121.

Behrisch, Birgit. 2005. *Eine empirische Studie zur Lebenssituation behinderter Väter auf der Grundlage von Interviews.* http://bidok.uibk.ac.at/library/behrisch-vaterschaft-dipl.html. [16.04.2017].

© Springer Fachmedien Wiesbaden GmbH, ein Teil von Springer Nature 2019
A. Kersten, *Musikinterventionen und Demenz*, Best of Pflege,
https://doi.org/10.1007/978-3-658-26066-8

Berlin-Institut für Bevölkerung und Entwicklung (Hrsg.). 2011. *Demenz-Report. Wie sich die Regionen in Deutschland, Österreich und der Schweiz auf die Alterung der Gesellschaft vorbereiten können.* http://www.berlin-institut.org/fileadmin/user_upload/Demenz/Demenz_online.pdf. [20.07.2017].

Bernatzky, Günther und Gunter Kreutz. 2015. *Musik und Medizin. Chancen für Therapie, Prävention und Bildung.* Wien: Springer Verlag.

Bernatzky, Günther; Grebosz-Haring, Katarzyna; Wendtner, Franz und Gunter Kreutz. 2015. Musikhören bei Depression und Demenz: von der Hirnforschung zur klinischen Anwendung. In: Bernatzky, Günther und Gunter Kreutz. 2015. *Musik und Medizin. Chancen für Therapie, Prävention und Bildung.* Wien: Springer Verlag.

Bienstein, Christel und Andreas Fröhlich. 2010. *Basale Stimulation in der Pflege – die Grundlagen.* Bern: Hans Huber Verlag.

Blaser, Regula; Becker, Stefanie; Wittwer, Daniela und Jeanne Berset. 2015. Kitwood reconsidered: Personenzentrierung und die Haltung Pflegender im Umgang mit Menschen mit Demenz. In: *Journal für Psychologie* 23(5): 151-166.

Botz, Jürgen und Nicola Döring. 2015. *Forschungsmethoden und Evaluation für Human- und Sozialwissenschaftler.* Berlin Heidelberg: Springer Verlag.

Bogner, Alexander; Littig, Beate und Wolfgang Menz (Hrsg.). 2009. *Experteninterviews. Theorien, Methoden, Anwendungsfelder.* Wiesbaden: VS Verlag für Sozialwissenschaften.

Bradley, Margaret und Peter J. Lang. 2000. Measuring emotions: Behaviour, feeling and physiology. In: In Richard D. R. Lane, L. Nadel, G. L. Ahern, J. Allen & Alfred W. Kaszniak (Hrsg.). 2000. *Cognitive Neuroscience of Emotion.* Oxford: Oxford University Press.

Brand, Matthias und Hans J. Markowitsch. 2005. Neurophysiologische Früherkennung und Diagnostik der Demenzen. In: Martin, Mike und Hans Rudolf Schelling. 2005. *Demenz in Schlüsselbegriffen. Grundlagen und Praxis für Praktiker, Betroffene und deren Angehörige.* Bern: Verlag Hans Huber.

Bundesministerium für Gesundheit. 2015. Erste WHO-Ministerkonferenz zu Demenz. https://www.bundesgesundheitsministerium.de/ministerium/meldungen/2015/erste-who-ministerkonferenz-zu-demenz.html. [20.07.2017].

Burgener, Sandy und Prudence Twigg. 2002. Relationships among caregiver factors and quality of life in care recipients with irreversible dementia. In: *Journal of Alzheimer Disease and Related Disorders* 16 (2): 88 - 102.

Burns, Nancy und Susan K. Grove. 2005. *Pflegeforschung verstehen und Anwenden.* München: Elsevier Urban und Fischer.

BZgA (Hrsg.). 2011. *Leitbegriffe der Gesundheitsförderung und Prävention.* Gamburg: Verlag für Gesundheitsförderung.

Chanda, Mona Lisa und Daniel J. Levitin. 2013. The neurochemistry of music. Feature Review. In: *Trends in Cognitive Sciences* 17(4): 179-193.

Chang, Yu-Shiun; Chu, Hsin; Yang, Chyn-Yng; Tsai, Jui-Chen; Chung, Min-Huex; Liao, Yuan-Mei; Chi, Mei-Ju; Liu, Mega und Kuei-Ru Chou. 2015. The efficacy of music therapy for people with dementia: A meta-analysis of randomised controlled trials. In: *Journal of Clinical Nursing* 24(23-24): 3425-3440.

Choi, Ae-Na; Lee, Myeong Soo; Cheong, Kwang-Jo und Jung-Sook Lee. 2009. Effects of group intervention on behavioral and psychological symptoms in patients with dementia: a pilot-controlled trial. In: *International Journal of Neuroscience* 119(7): 471-481.

Christen, Markus; Osman, Corinna und Ruth Baumann-Hölzle (Hrsg.). 2010. *Herausforderung Demenz. Spannungsfelder und Dilemmata in der Betreuung demenzkranker Menschen.* Bern: Peter Lang AG, Internationaler Verlag der Wissenschaften.

Clair, Alicia Ann. 1996. The effect of singing on alert responses in persons with late stage dementia. In: *Journal of Music Therapy* 33(4): 234-247.

Clark, Camilla N. und Jason D. Warren. 2015. Music, memory and mechanisms in Alzheimer's disease. In: *Brain. A journal of Neurology* 138(8): 2122–2125.

Conrad, Ines; Matschinger, Herbert; Kilian, Reinhold und Steffi Riedel-Heller. 2016. *WHOQOL-OLD und WHOQOL-BREF. Handbuch für die deutschsprachige Version der WHO-Instrumente zur Erfassung der Lebensqualität im Alter.* Göttingen: Hogrefe Verlag.

Deutsche Alzheimer Gesellschaft e.V. 2016a. *Anzahl der Demenzkranken in Deutschland nach Alter und Geschlecht im Jahr 2014.* https://de.statista.com/statistik/daten/studie/246028/umfrage/anzahl-der-demenzkranken-in-deutschland-nach-alter-und-geschlecht.

Deutsche Alzheimer Gesellschaft e.V. 2016b. *Die Häufigkeit von Demenzerkrankungen.* https://www.deutsche-alzheimer.de/fileadmin/alz/pdf/factsheets/infoblatt1_haeufigkeit_demenzerkrankungen_dalzg.pdf.

Deutscher Ethikrat (Hrsg.). 2012. Demenz – Ende der Selbstbestimmung? Vorträge der Tagung des Deutschen Ethikrates 2010. Berlin: AZ Druck und Datentechnik GmbH.

Deutsche Gesellschaft für Allgemeinmedizin und Familienmedizin. 2008. *Demenz DEGAM-Leitlinie Nr. 12.* http://www.degam.de/files/Inhalte/Leitlinien-Inhalte/Dokumente/DEGAM-S3-Leitlinien/Leitlinien-Entwuerfe/Demenz/LL-12_Langfassung_TJ_03_korr_01.pdf. [15.06.2017].

Deutsche Gesellschaft für Pflegewissenschaft. 2016. *Ethikkodex Pflegeforschung.* http://dg-pflegewissenschaft.de/wp-content/uploads/2017/05/Ethikkodex-Pflegeforschung-FINAL1.pdf. [01.05.2017].

Deutsche Gesellschaft für Psychiatrie, Psychotherapie und Nervenheilkunde (DGPPN) und Deutsche Gesellschaft für Neurologie (Hrsg.). 2016. *Diagnose und Behandlungsleitlinie Demenz.* https://www.dgn.org/images/red_leitlinien/LL_2016/PDFs_Download/038013_LL_Demenzen_2016.pdf. [05.04.2017].

Deutsche Musiktherapeutische Gesellschaft. 2016. *Definition-Berufsbild-Geschichte.* http://www.musiktherapie.de/musiktherapie/definition.html. [29.05.2017].

Deutsche Musiktherapeutische Gesellschaft. 2010. *Kasseler Thesen zur Musiktherapie.* http://www.musiktherapie.de/fileadmin/user_upload/medien/pdf/Kasseler_Thesen_zur_Musiktherapie.pdf.

Diekmann, Andreas. 2007. *Empirische Sozialforschung. Grundlagen, Methoden, Anwendungen.* Hamburg: Rowohlt Taschenbuch Verlag.

Ettema, Teake P.; Droes, Rose-Marie; de Lange, Jacomine; Mellenbergh, Gideon J. und Miel W. Ribbe. 2005. A review of quality of life instruments used in dementia. In: *Quality of Life Research* 14(3): 675-686.

Falkai, Peter und Dietrich Wittchen (Hrsg.). 2015. *Diagnostische Kriterien DSM-5®.* Göttingen: Hogrefe.

Fischer, Christian und Peter G. Glanzmann. 2016. Psychologisch fundierte Musiktherapie bei Menschen mit Demenz. In: Kollak, Ingrid (Hrsg.). 2016. *Menschen mit Demenz durch Kunst und Kreativität aktivieren.* Berlin, Heidelberg: Springer Verlag.

Fischer-Terworth, Christian und Paul Probst. 2012. Effekte einer psychologischen Gruppenintervention auf neuropsychiatrische Symptome und Kommunikation bei Alzheimer-Demenz. In: *Zeitschrift für Gerontologie und Geriatrie* 42(5): 392- 399.

Fischer-Terworth, Christian. 2013. *Evidenzbasierte Demenztherapie. Wissenschaftlich fundierte neuropsychiatrisch-psychologische Therapien für den ambulanten und stationären Bereich.* Lengerich: Pabst Science Publishers.

Flick, Uwe; von Kardorff, Ernst und Ines Steinke (Hrsg.). 2015. *Qualitative Forschung. Ein Handbuch.* Reinbeck bei Hamburg: Rowohlt Taschenbuch Verlag.

Freiling, Thomas. 2011. Demografische Entwicklungstrends und Herausforderungen für die Pflegewirtschaft. In: Loebe, Herbert und Eckhardt Svering (Hrsg.). 2011. *Zukunftsfähig im demografischen Wandel.* Bielefeld: W. Bertelsmann Verlag.

Friebertshäuser, Barbara und Antje Langer. 2013. Interviewformen und Interviewpraxis. In: Friebertshäuser, Barbara; Langer, Antje und Annedore Prengel (Hrsg.): *Handbuch Qualitative Forschungsmethoden in der Erziehungswissenschaft.* Weinheim, München: Juventa, S. 437- 455.

Friebertshäuser, Barbara; Langer, Antje und Annedore Prengel (Hrsg.). 2013. *Qualitative Forschungsmethoden in der Erziehungswissenschaft.* Weinheim und Basel: Beltz Juventa.

Fuß, Susanne und Ute Karbach. 2014. Grundlagen der Transkription. Opladen und Toronto: Verlag Barbara Budrich.

Gembris, Heiner (Hrsg.). 2008. Musik im Alter. Soziokulturelle Rahmenbedingungen und individuelle Möglichkeiten. Frankfurt: Peter Lang GmbH Internationaler Verlag der Wissenschaften.

Gläser, Jochen und Grit Laudel. 2010. Experteninterviews und qualitative Inhaltsanalyse. Wiesbaden: VS Verlag für Sozialwissenschaften.

Götell, Eva; Brown, Steven und Sirkka-Liisa Ekman. 2009. The influence of caregiver singing and background music on vocally expressed emotions and moods in dementia care: a qualitative analysis. In: *International Journal of Nursing Studies* 46(4): 422–430.

Grond, Erich. 2009. *Pflege Demenzerkrankter.* Hannover: Brigitte Kunz Verlag.

Grümme, Ruth. 1997. Situation und Perspektive der Musiktherapie mit dementiell Erkrankten. Regensburg: Deutsches Zentrum für Altersfragen e.V.

Gunzelmann, Thomas; Schmidt, Silke; Albani, Cornelia und Elmar Brähler. 2006. *Lebensqualität und Wohlbefinden im Alter.* In: Zeitschrift für Gerontologie und Psychiatrie 19(1): 7-15.

Hallauer, Johannes; Bienstein, Christel; Lehr, Ursula und Hannelore Rönsch. 2005. *SÄVIP – Studie zur ärztlichen Versorgung in Pflegeheimen.* Hannover: Vincentz Network Marketing Service.

Halpern, Andrea R.; Ly, Jenny; Elkin-Frankston, Seth und Margaret G. O'Connor. 2008. "I Know What I Like": Stability of aesthetic preference in alzheimer's patients. In: *Brain and Cognition* 66(1): 65–72.

Hampel, Rico. 2006. Pflegewissenschaftliche Diplomarbeit zu „Lebensqualität und Demenz" mit kritischer Analyse vorhandener Verfahren. Hamburg: Diplomica GmbH.

Hanser, Suzanne B.; Butterfield-Whitcomb, Joan; Kawata, Mayu und Brett E. Collins. 2011. Home-based Music Strategies with Individuals who have Dementia and their Family Caregivers. In: *Journal of Music Therapy* 48(1): 2-27.

Hartogh, Theo und Hans Hermann Wickel (Hrsg.). 2005. *Handbuch Musik in der Sozialen Arbeit.* Weinheim: Juventa Verlag.

Held, Christoph. 2013. *Was ist gute Demenzpflege? Demenz als dissoziatives Erleben – Ein Praxishanduch für Pflegende.* Bern: Verlag Hans Huber.

Helfferich, Cornelia. 2011. *Die Qualität qualitativer Daten. Manual zur Durchführung qualitativer Interviews.* Wiesbaden: VS Verlag für Sozialwissenschaften.

Helfferich, Cornelia. 2014. Leitfaden- und Experteninterviews. In: Baur, Nina und Jörg Blasius (Hrsg.). 2014. *Handbuch Methoden der empirischen Sozialforschung*. Wiesbaden: Springer Fachmedien.

Hesse, Horst-Peter und Günther Bernatzky. 2009. *Musik in der Pflege*. In: Likar, Rudolf; Bernatzky, Günther; Märkert, Dieter und Wilfried Ilias (Hrsg.). 2009. Schmerztherapie in der Pflege. Schulmedizinische und Komplementäre Methoden. Wien, New York: Springer Verlag.

Hörman, Brigitte und Birgit Weinbauer. 2006. *Musizieren mit dementen Menschen. Ratgeber für Angehörige und Pflegende*. München: Ernst Reinhardt Verlag.

Holzhausen, Martin. 2009. *Lebensqualität multimorbider älterer Menschen. Konstruktion eines neuen individualisierten Messverfahrens*. Bern: Verlag Hans Huber.

Hurrelmann, Klaus und Peter Franzkowiak. 2011. Gesundheit. In: BZgA (Hrsg.). 2011. *Leitbegriffe der Gesundheitsförderung und Prävention*. Gamburg: Verlag für Gesundheitsförderung.

Jacobsen, Jörn-Henrik; Stelzer, Johannes; Fritz, Thomas Hans; Chételat, Gael; La Joie Renaud und Robert Turner. 2015. Why musical memory can be preserved in advanced Alzheimer's disease. In: *Brain* 138(8): 2438-2450.

Kiewitt, Karsten. 2005. *Musikbiografie und Alzheimer-Demenz. Zur Wirkung der Rezeption biografisch relevanter Musik auf das emotionale Erleben von Alzheimer-Betroffenen*. Hamburg: Verlag Dr. Kovac.

Kirchhoff-Rhode, Elke. 2013. Wohlbefunden und Lebensqualität bei Demenzbetroffenen. Hannover: Schlütersche Verlagsgesellschaft.

Kitwood, Tom. 2016. *Demenz. Der person-zentrierte Ansatz im Umgang mit verwirrten Menschen*. Bern: Hogrefe Verlag.

Knorr, Carolin; Zerfass, Rainer und Lutz Fröhlich. 2007. What determines health related quality of life (HRQOL) in patients with dementia and their caregivers. In: *Neurodegenerative Diseases* 4(1): 127-129.

Kölsch, Stefan. 2014. Brain correlates of music-evoked emotions. In: *Trends in Cognitive Sciences* 14(2): 131-137.

Kölsch, Stefan und Thomas Stegemann. 2012. *The brain and positive biological effects in healthy and clinical populations*. In: MacDonald, Raymond; Kreutz, Gunter und Laura Mitchell (Hrsg.). 2013. Music, health and wellbeing. Oxford: Oxford University Press.

Kölsch, Stefan. 2010. Towards a neural basis of music- evoked emotions. In: *Trends in cognitive Sciences* 14(3): 131-137.

Kölsch, Stefan. 2005. Ein neurokognitives Modell der Musikperzeption. In: *Musiktherapeutische Umschau* 26(4): 365-381.

Kohl, Steffi und Bernhard Strauss. 2009. Diagnostische Verfahren zu Lebensqualität und subjektivem Wohlbefinden. In: Kohl, Steffi und Bernhard Strauß. 2009. *Arbeit und Psyche: Belastungen reduzieren-Wohlbefinden fördern.* Berlin Heidelberg: Springer Verlag.

Kohl, Steffi und Bernhard Strauß. 2009. *Arbeit und Psyche: Belastungen reduzieren-Wohlbefinden fördern.* Heidelberg: Springer Verlag.

Kollak, Ingrid (Hrsg.). 2016. *Menschen mit Demenz durch Kunst und Kreativität aktivieren.* Berlin, Heidelberg: Springer Verlag.

Kreutz, Gunter und Günther Bernatzky. 2015. Musik und Wohlbefinden- ein dynamisch wachsendes Forschungsgebiet. In: Bernatzky, Günther und Gunter Kreutz. 2015. *Musik und Medizin. Chancen für Therapie, Prävention und Bildung.* Wien: Springer Verlag.

Kruse, Andreas (Hrsg.). 2010. *Lebensqualität bei Demenz. Zum gesellschaftlichen und individuellen Umgang mit einer Grenzsituation im Alter.* Heidelberg: Akademische Verlagsgesellschaft.

Kruse, Andreas. 2012. Die Lebensqualität demenzkranker Menschen erfassen und positiv beeinflussen – eine fachliche und ethische Herausforderung. In: Deutscher Ethikrat (Hrsg.). 2012. *Demenz – Ende der Selbstbestimmung? Vorträge der Tagung des Deutschen Ethikrates 2010.* Berlin: AZ Druck und Datentechnik GmbH.

Kuckartz, Udo. 2016. *Qualitative Inhaltsanalyse. Methoden, Praxis, Computerunterstützung.* Weinheim und Basel: Beltz Juventa.

Kues, Hermann. 2010. Lebensqualität bei Demenzerkrankung. In: Kruse, Andreas (Hrsg.). 2010. *Lebensqualität bei Demenz. Zum gesellschaftlichen und individuellen Umgang mit einer Grenzsituation im Alter.* Heidelberg: Akademische Verlagsgesellschaft.

Lamnek, Siegfried und Claudia Kress (Hrsg.). 2016. *Qualitative Sozialforschung.* Weinheim und Basel: Beltz Verlag.

Langer, Antje. 2013. Transkribieren- Grundlagen und Regeln. In: Friebertshäuser, Barbara; Langer, Antje und Annedore Prengel (Hrsg.). 2013. *Qualitative Forschungsmethoden in der Erziehungswissenschaft.* Weinheim und Basel: Beltz Juventa.

Lautenschläger, Manuela; Knörr, Anna Lena; Höhmann, Ulrike und Schilder Michael. 2015. Die Auswirkungen musikalischer Interventionen auf Menschen mit Demenz in niedrigschwelligen Betreuungsgruppen: eine qualitative Studie über das Erleben pflegender Angehöriger. In: *Pflege und Gesellschaft* 20(2): 133-153.

Lawton, M. Powell. 1994. *Quality of life in Alzheimer Disease.* In: Alzheimer Disease and Associated Disorders 8(3): 138-150.

Lee, Eun.-Jeong. 2008. The thrill effect in medical treatment: Thrill effect as a therapeutical tool in clinical health care, especially Music Therapy. In: *ECK*

2008 Proceedings of de EU-Corea Conference on Science and Technology, Band 124: 477-483.

Liesk, Jennifer; Hartogh, Theo und Elke Kalbe. 2015. Kognitive Stimulation und Musikintervention bei stationär versorgten Menschen mit Demenz. Eine Pilotstudie, Probleme und Perspektiven. In: *Zeitschrift für Gerontologie und Geriatrie* 48(3): 275-281.

Likar, Rudolf; Bernatzky, Günther; Märkert, Dieter und Wilfried Ilias (Hrsg.). 2009. *Schmerztherapie in der Pflege. Schulmedizinische und Komplementäre Methoden.* Wien, New York: Springer-Verlag.

Lin, Yu; Chu, Hsin; Yang Yng, Chyn; Chen, Chiung Hua; Chen, Shyi Gen; Ju Chang, Hsiu; Hsieh, Chia Jung und Kuei Ru Chou. 2011. Effectiveness of group music intervention against agitated behaviour in elderly persons with dementia. In: *International Journal of Geriatric Psychiatry* 26(7): 670-678.

Logsdon, Rebecca; McCurry, Susan und Linda Teri. 2007. Evidence-based psychological treatments for disruptive behaviours in individuals with dementia. In: *Psychology and Aging* 22(1): 28-36.

MacDonald, Raymond; Kreutz, Gunter und Laura Mitchell (Hrsg.). 2013. *Music, health and wellbeing.* Oxford: Oxford University Press.

Mahlberg, Richard und Hans Gutzmann. 2005. Diagnostik von Demenzerkrankungen. In: *Deutsches Ärzteblatt* 102(28-29): A2032-2039.

Martin, Mike und Hans Rudolf Schelling (Hrsg.). 2005. *Demenz in Schlüsselbegriffen. Grundlagen und Praxis für Praktiker, Betroffene und deren Angehörige.* Bern: Verlag Hans Huber.

Matthews, Steve. 2015. Dementia and the power of Music Therapy. In: *Bioethics* 29(8): 573-579.

Mayer, Hanna. 2015. *Pflegeforschung anwenden. Elemente und Basiswissen für das Studium.* Wien: Facultas Verlag.

Mayring, Philipp. 2015. *Qualitative Inhaltsanalyse. Grundlagen und Techniken.* Weinheim und Basel: Beltz Verlag.

Mayring, Philipp und Eva Brunner. 2013. Qualitative Inhaltsanalyse. In: Friebertshäuser, Barbara; Langer, Antje und Annedore Prengel (Hrsg.). 2013. *Qualitative Forschungsmethoden in der Erziehungswissenschaft.* Weinheim und Basel: Beltz Juventa.

McDermott, Orii; Crellin, Nadia; Ridder, Hanne Mette und Martin Orell. 2012. Music therapy in dementia: a narrative synthesis systematic review. In: *International Journal of geriatric Psychiatrie* 28(8): 781-794.

Medizinischer Dienst des Spitzenverbandes Bund der Krankenkassen e.V. (Hrsg.). 2009. *Grundsatzstellungnahme. Pflege und Betreuung von Menschen mit Demenz in stationären Einrichtungen zu Demenz.* https://www.mds-ev.de/fileadmin/dokumente/Publikationen/SPV/Grundsatzstellungnahmen/Grundsatzst-Demenz.pdf. [29.05.2017].

Meyer, Christian und Christian Meier zu Verl. 2014. Ergebnispräsentation in der qualitativen Forschung. In: Baur, Nina und Jörg Blasius (Hrsg.). 2014. *Handbuch Methoden der empirischen Sozialforschung.* Wiesbaden: Springer Fachmedien.

Misoch, Sabina. 2015. *Qualitative Interviews.* Berlin, München und Boston: Walter de Gruyter GmbH.

Müßgens, Bernhard und Carolin Finkmeyer. 2011. Musik in der Betreuung dementiell Erkrankter. In: Remmers, Hartmut (Hrsg.). 2011. *Pflegewissenschaft im interdisziplinären Dialog. Eine Forschungsbilanz.* Göttingen: Verlag V&R unipress GmbH.

Muthesius, Dorothea; Sonntag, Jan; Warme, Britta und Martina Falk. 2010. *Musik – Demenz – Begegnung.* Frankfurt: Mabuse-Verlag.

Muths, Sabine und Ingrid Darmann-Finck. 2013. *Aufgaben von Pflegeassistent/innen im Rahmen abgestufter Qualifikationen.* http://www.bwpat.de/ht2013/ft14/muths_darmann-finck_ft14-ht2013.pdf. [14.06.2017].

Oswald, Hans. 2013. Was heißt qualitativ Forschen? Warnungen, Fehlerquellen, Möglichkeiten. In: Friebertshäuser, Barbara; Langer, Antje und Annedore Prengel (Hrsg.). 2013. *Qualitative Forschungsmethoden in der Erziehungswissenschaft.* Weinheim und Basel: Beltz Juventa.

Patel, Aniruddh D. 2003. Language, music, syntax and the brain. In: *Nature Neuroscience* 6(7): 674-681.

Pohlmann, Martin. 2006. Die Pflegende-Patienten-Beziehung. Ergebnisse einer Untersuchung zur Beziehung zwischen Patienten und beruflich Pflegenden im Krankenhaus. In: *Pflege* 19(3):156-162.

Presch; Michalea; Hartl, Lukas; Tucek, Gerhard; Minnich; Bernd; Kullich; Werner und Günther Bernatzky. 2011. Einflüsse von aktiver und rezeptiver Musiktherapie auf Kognition, Verhalten, Schlaf und allgemeine Befindlichkeit von Demenzpatienten – eine Pilotstudie. In: *Schweizerische Zeitschrift für Gesundheitsmedizin* 23: 218-223.

Przyborski, Aglaja und Monika Wohlrab-Sahr. 2014. *Qualitative Sozialforschung. Ein Arbeitsbuch.* München: Oldenbourg Wissenschaftsverlag.

Raglio, Alfredo und Marie Victoria Gianelli. 2009. Music Therapy for Individuals with Dementia: Areas of Interventions and Research Perspectives. In: *Current Alzheimer Research* 6(3): 293-301.

Raglio, Alfredo; Bellilli, Guiseppe; Mazolla, Paolo; Bellandi, Daniele; Giovagnoli, Anita Rita; Farina, Elisabetta; Stramba-Badiale, Marco; Gentile, Simona; Gianelli, Marie Victoria; Ubezio, Maria; Zanetti, Orazio und Marco Trabucchi. 2012. Music, music therapy and dementia: a review of literature and the recommendations of the Italian Psychogeriatric Association. In: *Maturitas* 72(4):305-10.

Ray, Kendra und Mary Mittelman. 2015. *Music therapy: A nonpharmacological approach to the care of agitation and depressive symptoms for nursing home residents   with   dementia.*   http://journals.sagepub.com/doi/pdf/10.1177/1471301215613779. [21.07.2017].

Ray, Kendra und Susan Fitzsimmons. 2014. Music-assisted bathing: making shower time easier for people with dementia. In: *Journal of Gerontological Nursing* 40(2): 9–13.

Re, Susanna. 2003. *Erleben und Ausdruck von Emotionen bei schwerer Demenz.* Hamburg: Verlag Dr. Kovac.

Remmers, Hartmut (Hrsg.). 2011. *Pflegewissenschaft im interdisziplinären Dialog. Eine Forschungsbilanz.* Göttingen: Verlag V&R unipress GmbH.

Riesner, Christine (Hrsg.). 2014. *Dementia Care Mapping (DCM).* Evaluation und Anwendung im deutschsprachigen Raum. Bern: Hans Huber Verlag.

Robert Koch-Institut (Hrsg.). 2005. *Altersdemenz. Gesundheitsberichterstattung des Bundes.* Heft 28. Berlin: Eigenverlag des Robert-Koch-Instituts.

Särkämö, Teppo; Tervaniem, Mari; Laitinen, Sari; Numminen, Ava; Kurki, Merja; Johnson, Julene K. und Pekka Rantanen. 2015. Cognitive, Emotional, and Social Benefits of Regular Musical Activities in Early Dementia: Randomized Controlled Study. In: *The Gerontologist* 54(4): 634-650.

Sakamato, Mayumi; Ando, Hiroshi und Akimitsu Tsutou. 2013. Comparing the effects of different individualized music interventions for elderly individuals with severe dementia. In: *International Psychiatrics* 25(5): 775-784.

Schäufele, Martina; Köhler, Leonore; Hendlmeier, Ingrid; Hoell, Andreas und Siegfried Weyerer. 2013. Prävalenz von Demenzen und ärztliche Versorgung in deutschen Pflegeheimen: eine bundesweite repräsentative Studie. In: *Psychiatrische Praxis* 40(4): 200-206.

Schmidt, Christiane. 2013. Auswertungstechniken für Leitfadeninterviews. In: Friebertshäuser, Barbara; Langer, Antje und Annedore Prengel (Hrsg.). 2013. *Qualitative Forschungsmethoden in der Erziehungswissenschaft.* Weinheim und Basel: Beltz Juventa.

Schröder, Johannes; Haberstroh, Julia und Johannes Pantel. 2010. Früherkennung und Diagnostik demenzieller Erkrankungen. In: Kruse, Andreas (Hrsg.). 2010. *Lebensqualität bei Demenz. Zum gesellschaftlichen und individuellen Umgang mit einer Grenzsituation im Alter.* Heidelberg: Akademische Verlagsgesellschaft.

Selai, Caroline. 2001. Assessing quality of life in dementia. In: *Medical Care* 39(8): 753-755.

Shibazaki, Kagari und Nigel A. Marshall. 2017. Exploring the impact of music concerts in promoting well-being in dementia care. In: *Ageing & Mental Health* 21(5): 468-476.

Sifton, Carol Bowly. 2011. *Das Demenz-Buch. Ein Wegbegleiter für Angehörige, Pflegende und Aktivierungstherapeuten.* Bern: Hans Huber Verlag.

Sixsmith, Andrew und Grant Gibson. 2007. Music and the wellbeing of people with dementia. In: *Ageing & Society* 27(1): 127-145.

Smith, S. C., Lamping, D. L., Banerjee, S., Harwood, R., Foley, B., Smith, P. et al. 2005. Measurement of health-related quality of life for people with dementia: development of a new instrument (DEMQOL) and an evaluation of current methodology. In: *Health Technology Assessment* 9(10): 1-4.

Söthe, Astrid. 2008. Musikalische (Lern-)Fähigkeiten im Alter. In: Gembris, Heiner (Hrsg.). 2008. *Musik im Alter. Soziokulturelle Rahmenbedingungen und individuelle Möglichkeiten.* Frankfurt: Peter Lang GmbH Internationaler Verlag der Wissenschaften.

Sozialministerium Baden-Württemberg. 2015. Verordnung des Sozialministeriums über personelle Anforderungen für stationäre Einrichtungen (Landespersonalverordnung – LPersVO). http://sozialministerium.baden-wuerttemberg.de/fileadmin/redaktion/m-sm/intern/downloads/Downloads_Pflege/LPersonalVO_GBl_Dez-2015.pdf. [03.04.2017].

Spitzer, Manfred. 2014. *Musik im Kopf. Hören, Musizieren, Verstehen und Erleben in neuronalen Netzwerken.* Stuttgart: Schattauer GmbH.

Statistisches Bundesamt. 2017. *Pflegestatistik 2015. Pflege im Rahmen der Pflegeversicherung. Deutschlandergebnisse.* https://www.destatis.de/DE/Publikationen/Thematisch/Gesundheit/Pflege/PflegeDeutschlandergebnisse5224001159004.pdf?__blob=publicationFile. [18.07.2017].

Steinke, Ines. 2015. Gütekriterien qualitativer Forschung. In: Flick, Uwe; von Kardorff, Ernst und Ines Steinke (Hrsg.). 2015. *Qualitative Forschung. Ein Handbuch.* Reinbeck bei Hamburg: Rowohlt Taschenbuch Verlag.

Sutter, Raphael; Pöpel, Annkathrin; Hochreutener, Lutz; Sandra und Beate Roelcke (Hrsg.). 2015. *Evidenzbasierte Musiktherapie bei Behavioural and Psychological Symptoms of Dementia (BPSD).* München: Elsevier GmbH.

Trappe, Hans-Joachim. 2009. Musik und Gesundheit – Welche Musik hilft welchem Patienten – welche eher nicht? In: *Deutsche medizinische Wochenschrift* 134(51-52):2601-2606.

Västfjäll, Daniel; Juslin, Patrik N. und Terry Hartig. 2012. Music, Subjective Wellbeing, and Health: The Role of Everyday Emotions. In: MacDonald, Raymond; Kreutz, Gunter und Laura Mitchell (Hrsg.). 2013. *Music, health and wellbeing.* Oxford: Oxford University Press.

Weichbold, Martin. 2014. Pretest. In: Baur, Nina und Jörg Blasius (Hrsg.). 2014. *Handbuch Methoden der empirischen Sozialforschung.* Wiesbaden: Springer Fachmedien.

Welling, Karin. 2004. Der person-zentrierte Ansatz von Tom Kitwood- ein bedeutender Bezugsrahmen für die Pflege von Menschen mit Demenz. In: *Unterricht Pflege* 9(5): 2-10.

Werner, Sylke. 2014. *Praxishandbuch Demenzbegleitung. Menschen mit einer Demenz aktivieren, begleiten und unterstützen.* Bern: Verlag Hans Huber.

Weyerer, Siegfried und Horst Bickel. 2007. *Epidemiologie psychischer Erkrankungen im höheren Lebensalter.* Stuttgart: Kohlhammer.

Willig, Simone. 2011. Mit Musik Wohlbefinden fördern. In: *Die Schwester Der Pfleger* 21(7): 97-100.

Wied, Susanne und Angelika Warmbrunn. 2003. *Pschyrembel Wörterbuch Pflege.* Berlin: De Gruyter Verlag.

Wohlfahrtswerk. 2016. *Else-Heydlauf-Stiftung.* https://www.wohlfahrtswerk.de/einrichtungen/else_heydlauf_stiftung. [15.06.2017].

Wosch, Thomas (Hrsg.). 2011. *Musik und Alter in Therapie und Pflege. Grundlagen, Institutionen und Praxis der Musiktherapie im Alter und bei Demenz.* Stuttgart: Kohlhammer Verlag.

World Health Organisation. 1989. *Draft of the International Classification of Deseases 10th revision* (ICD-10). https://www.cdc.gov/nchs/icd/icd10cm.htm.[20.07.2017].

World Health Organisation. 1946. *Official Records of the World Health Organisation No. 2.* http://apps.who.int/iris/bitstream/10665/85573/1/Official_record2_eng.pdf.[20.07.2017].

Anhang

© Springer Fachmedien Wiesbaden GmbH, ein Teil von Springer Nature 2019
A. Kersten, *Musikinterventionen und Demenz*, Best of Pflege,
https://doi.org/10.1007/978-3-658-26066-8

Anhang 1 Auszug Interviewleitfaden

Interviewleitfaden zur qualitative Befragung von Pflegefachkräften zum Thema: „Der Einfluss von Musikinterventionen auf Pflegeheimbewohner/innen mit Demenz"

Einleitung

- Begrüßung und Dank für die Teilnahme
- Vorstellung der eigenen Person und des Themas sowie Ziel der Abschlussarbeit
- Aufklärung über den Hintergrund der Tonbandaufnahme, Freiwilligkeit und Anonymität, Einverständniserklärung – wird nach Abschluss des Interviews nochmals abgefragt
- Tonbandaufnahme starten

Gesprächseinstieg

Musikangebote sind ja ein häufiger Bestandteil von Therapieangeboten in Pflegeeinrichtungen.

Mich würde zunächst interessieren, welche Erfahrungen sie bislang in ihrer Arbeitstätigkeit mit Musik (-therapie) gemacht haben?

Inwiefern gab es vor dieser Studie Musikangebote auf ihrem Bereich und wie wurden diese von den Bewohner/innen an- und aufgenommen?

Wirkung und Einfluss auf Bewohner

- Können sie mir erzählen, wie die Bewohner/innen auf Musik (-interventionen) reagieren? | **Reaktion auf Musik**

o Fallen ihnen Bewohner ein, an denen Ihnen Veränderungen durch Musikinterventionen aufgefallen sind? Wie würden sie diese/n Bewohner/in beschreiben und was hat sich geändert?	**Veränderung allgemein**
o Welche Verhaltensveränderungen sind Ihnen bei den/m Bewohner/n aufgefallen? Können Sie diese beschreiben und erklären?	**Verhaltensänderung**
o Sind diese Veränderungen längerfristig, also auch außerhalb der Musikintervention zu erkennen? Worin zeigen sich diese?	**Dauer der V., Art**
• Können sie mir beschreiben woran Sie erkennen, ob den Bewohnern die Intervention gefällt bzw. nicht gefällt?	**Was gefällt/gefällt nicht**
o Welche Art von Musikintervention spricht sie besonders an, wo machen sie gerne mit? Woran erkennt man dies? Haben Sie Beispiele?	**Art +/-**
o Woran erkennen Sie, ob sich die Bewohner/innen wohlfühlen? Haben Sie Beispiele?	**Wohlbefinden**
o Hat die Musik ihrer Ansicht nach einen Einfluss darauf, dass sie Bewohner/innen wohl fühlen? Können sie ein Beispiel nennen? Wie zeigt sich dies?	**Einfluss auf W.**
o Können Sie mir von Situationen erzählen, wo Bewohner/innen eine ablehnende Haltung gegenüber Musik gezeigt hat?	**Ablehnung**
o Was denken sie, ist eine Beeinflussung der Stimmung des Bewohners durch Musik zu erkennen? Wie macht sich dies bemerkbar?	**Stimmung**
o Haben sie bei musikinteressierten Bewohner andere Verhaltensveränderungen festgestellt?	

o Hat sich das Verhalten unter den Bewohnern zueinander verändert?	

Anhang 2

Einverständniserklärung

Sehr geehrte Interviewteilnehmerin, sehr geehrter Interviewteilnehmer,

vielen Dank für Ihr Interesse und Mitwirken an meiner Abschlussarbeit. Hiermit möchte ich sie vor Interviewbeginn über folgende Punkte informieren:

- Ihre Zusage zum Interview können Sie zu jedem Zeitpunkt und ohne Begründung zurücknehmen, sowohl vor als auch während des Interviews. Dadurch erfahren Sie keinerlei Nachteile.

- Sie haben während des Interviews das Recht, auf einzelne Fragestellungen nicht zu antworten, ohne dies begründen zu müssen.

- Das Gespräch wird mit einem Aufnahmegerät aufgezeichnet und anschließend zur Auswertung verschriftlicht. Die Aufnahme und die Niederschrift des Interviews bleiben in meinem Besitz und werden ausschließlich im Rahmen dieser Forschungsarbeit verwendet und nicht an Dritte weitergegeben.

- Alle Daten zu Ihrer Person werden anonymisiert, sodass Ihre Identität nicht erkannt wird. Alle Personen-, Orts-, Abteilungs- und sonstige Angaben werden verändert. Der Ergebnisbericht wird so verfasst, dass keine Rückschlüsse auf Ihre Identität gezogen werden können.

- Die Veröffentlichung des Interviews im Forschungsbericht erfolgt nur anhand kurzer schriftlicher Auszüge und stets ohne Angaben zu Ihren persönlichen Daten.

- Die Interviewerin Annalena Kersten unterliegt der Schweigepflicht und ist dem Datengeheimnis verpflichtet. Die Durchführung und Auswertung des Interviews dient ausschließlich wissenschaftlichen Zwecken.

Falls Sie nach unserem Interview noch Fragen oder Anmerkungen haben, können Sie sich sehr gerne telefonisch (███████████) oder per E-Mail (███████████████████) an mich wenden.

Mit Ihrer Unterschrift bestätigen Sie, dass Sie über die oben beschriebenen Punkte informiert sind und willigen in die Teilnahme an der Befragung ein.

_____   _____
Datum, Unterschrift   Datum, Unterschrift

Anhang 3

Datenblatt

Datum	
Interviewnummer	
Geschlecht	
Alter	
Berufsbezeichnung	
Berufserfahrung gesamt (in Jahren)	
Berufszeit in der Domus-WG	
Beschäftigungsumfang	

Anhang 4

Transkriptionsregeln nach Langer (2013)

Zeichen	Bedeutung
()	Unverständliche Passage; die Länge der Klammer entspricht etwa der Dauer
(schwer zu verstehen)	Unsichere Transkription, vermutet Äußerung in der Klammer
(.)	Sehr kurze Pause
(3)	Pause in Sekunden
LAUT	Laut gesprochen
`leise`	Leise gesprochen
betont	Betont gesprochen
g e d e h n t	Gedehnt gesprochen
((lacht))	Para- oder nonverbaler Akt, steht vor der entsprechenden Stelle; * markiert das Ende
Da sagt der: „Komm her"	Zitat innerhalb der Rede
gegan-	Wortabbruch
[	Überlappung von Redebeiträgen bzw. direkter Redeanschluss, wird hervorgehoben, indem genau an der Stelle weitergeschrieben wird
[Interviewpartner scheint sehr aufgewühlt zu sein]	Anmerkung der Transkribierenden

Anhang 5

Induktive Kategorienbildung: Zusammenfassung zu übergeordneten Motivklassen

Reduktion 1	Generalisierung	Reduktion 2
Stimmung, Wohlbefinden und Emotionen werden vom Pflegepersonal über die Beobachtung der Mimik, Gestik und des Verhaltens wahrgenommen (R1g, R2g, R2i, R3d, R4f) Gefühle und Wahrnehmungen der BewohnerInnen können durch Pflegepersonal teilweise sehr schwer eingeschätzt werden (R1k, R2d, R3h, R4m)	Wohlbefinden der BewohnerInnen wird über Beobachtung eingeschätzt	*K1 Beobachtung als Instrument* *K2 Einfluss auf psychische Strukturen der BewohnerInnen* *K3 Einfluss auf physische Strukturen der BewohnerInnen* *K4 Rahmenbedingungen* *K5 Biografieorientierung*
Musik aktiviert die BewohnerInnen körperlich-motorisch und geistig (R1b, R2f, R4h) Musik motiviert und aktiviert die BewohnerInnen zum mitmachen (R1c, R2e, R4b) BewohnerInnen suchen aktiv die Musikinterventionen auf (R4l) Wenn Musik als negativ empfunden wird, entziehen sich die BewohnerInnen (R4c) Musik wirkt sich negativ-aktivierend auf die BewohnerInnen aus (R1h, R2l, R3g, R4d)	Beeinflussung der physischen Strukturen von BewohnerInnen	
Musik wirkt sich beruhigend auf die BewohnerInnen aus (R1a, R2h, R4g) Musikaktivitäten steigern die Lebensfreude der BewohnerInnen (R1d, R4a)	Beeinflussung der physischen Strukturen der BewohnerInnen	

Musik wirkt sich positiv auf die Stimmung der BewohnerInnen aus (R1e, R2b, R3e, R4e) Musik trägt zur Strukturierung des Tagesablaufes der BewohnerInnen bei (R1f, R2k) Verhältnis zwischen den Bewohnern untereinander unverändert (R2j, R3i, R4j)		
Handhabbarkeit der Angebote ist nicht immer gewährleistet (R1i, R3j, R4i) Einbindung des Pflegepersonals in Interventionen werden als belastend erlebt (R1i) Musik erleichtert den Umgang mit den BewohnerInnen (R2a) Beeinflussung der Arbeitsweise des Pflegepersonals durch die Musikinterventionen (R3a) Punktuelle und abwechslungsreiche Musikwiedergabe wird als sinnvoll erachtet (R3b)	Rahmenbedingungen	
Beim Zusammenhang von Musikinterventionen und eigener Biografie kommt es zu Aktivierung der BewohnerInnen (R2c, R3f) Persönliche, an Biografie angelehnte Musik Musikvorlieben wirken sich beruhigend auf BewohnerInnen aus (R3c) BewohnerInnen singen am liebsten Lieder, welche aus der eigenen Biografie bekannt sind (R4k)	Biografie	

Printed in the United States
By Bookmasters